涙点プラグ

パンクタルプラグ®*F*

ディスポーザブル
インサーター
●EOG滅菌済み

ハンドル

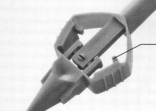

装填済の
パンクタルプラグF

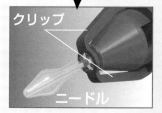

クリップ

ニードル

プラグ埋没のリスクを抑えるデザイン

パンクタルプラグ F は、インサーターのクリップで、プラグのツバを掴みつつ
涙点に挿入することができるため、挿入時のプラグ埋没リスクを抑えます。

プラグ先端形状が変化する新デザイン

インサーターにプラグが装填されている際は、プラグのツバ部がクリップにより
保持され プラグ先端が細く変形しております。
プラグがインサーターから解放された後は、プラグ先端が球状に復元する
ことにより その径は最大 1.1mmへと変化します。

より詳細な製品情報はウェブサイトをご利用ください
https://opth.tomey.co.jp/

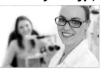

医療関係者向け情報サイト
ADEPT+
TOMEY OPHTHALMOLOGY WEBSITE
詳細な製品情報やセミナー映像、
広報誌などご覧頂けます。

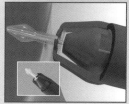

パンクタルプラグF挿入前

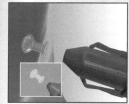

パンクタルプラグF挿入後

<取扱い上の注意>ご使用の際には添付文書をご理解の上、正しくお使いください。

製造販売元 **株式会社トーメーコーポレーション**　〒451-0051 名古屋市西区則武新町二丁目11番33号
TEL（052）581-5321　FAX（052）581-5626　URL http://www.tomey.co.jp

2019-2021 日本医書出版協会・認定書店一覧

日本医書出版協会では下記書店を医学書の専門店・販売店として認定しております。本協会認定証のある書店では，医学・看護書に関する専門的知識をもった経験豊かな係員が皆様のご購入に際して，ご相談やお問い合わせに応えさせていただきます。

また正確で新しい情報を常にキャッチし，見やすい商品構成などにも心がけて皆様をお迎えいたします。医学書・看護書をご購入の際は，お気軽に，安心して認定店をご利用賜りますようご案内申し上げます。

■ 認定医学書専門店

＊医学書専門店の全店舗（本・支店，営業所，外商部）が認定店です。

北海道	東京堂書店	東 京	文光堂書店	静 岡	ガリバー	島 根	島根井上書店
	昭和書房		医学堂書店	愛 知	大竹書店	岡 山	泰山堂書店
宮 城	アイエ書店		稲垣書店	三 重	ワニコ書店	広 島	井上書店
山 形	髙陽堂書店		文進堂書店	京 都	辻井書院	山 口	井上書店
栃 木	廣川書店	神奈川	鈴文堂	大 阪	関西医書	徳 島	久米書店
	大学書房	長 野	明倫堂書店		ワニコ書店	福 岡	九州神陵文庫
群 馬	廣川書店	新 潟	考古堂書店	兵 庫	神陵文庫	熊 本	金龍堂
千 葉	志学書店		西村書店	奈 良	奈良栗田書店	宮 崎	田中図書販売

■ 認定医学書販売店

北海道	丸善雄松堂 ・札幌営業部	東 京	丸善雄松堂 ・営業第一統括部	愛 知	丸善雄松堂 ・名古屋営業部
	紀伊國屋書店 ・札幌本店		オリオン書房 ・ノルテ店	京 都	大垣書店 ・イオンモールKYOTO店
岩 手	東山堂 ・外商部 ・北日本医学書センター	神奈川	有隣堂 ・本店医学書センター ・書籍外商部書籍営業課 ・医学書センター北里大学病院店 ・横浜駅西口店医学書センター	大 阪	紀伊國屋書店 ・梅田本店 ・グランフロント大阪店
宮 城	丸善 ・仙台アエル店		丸善 ・ラゾーナ川崎店		ジュンク堂書店 ・大阪本店
	丸善雄松堂 ・仙台営業部	富 山	中田図書販売 ・本店		MARUZEN＆ジュンク堂書店 ・梅田店
秋 田	加賀谷書店 ・外商部		・外商部 ・富山大学杉谷キャンパス売店	香 川	宮脇書店 ・本店
福 島	岩瀬書店 ・外商センター ・富久山店	石 川	明文堂書店 ・金沢ビーンズ		・外商部 ・香川大学医学部店
茨 城	ACADEMIA ・イーアスつくば店	福 井	勝木書店 ・外商部 ・福井大学医学部売店	愛 媛	新丸三書店 ・本店／外商部 ・愛媛大学医学部店
埼 玉	佃文教堂			高 知	金高堂 ・本店
東 京	三省堂書店 ・神保町本店	静 岡	谷島屋 ・浜松本店 ・浜松医科大学売店		・外商センター ・高知大学医学部店
	ジュンク堂書店 ・池袋本店		吉見書店 ・外商部	福 岡	丸善雄松堂 ・福岡営業部
	紀伊國屋書店 ・新宿本店新宿医書センター	愛 知	三省堂書店 ・名古屋本店		ジュンク堂書店 ・福岡店
	丸善 ・丸の内本店			沖 縄	ジュンク堂書店 ・那覇店

2020.10作成

JMPA Japan medical publishers association

一般社団法人
日本医書出版協会
https://www.medbooks.or.jp/

〒113-0033
東京都文京区本郷5-1-13 KSビル7F
TEL (03)3818-0160　FAX (03)3818-0159

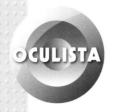 **編集企画にあたって…**

　今回の企画では,「角結膜疾患における小手術─基本手技と達人のコツ─」と題して,日常診療においてよく遭遇する前眼部疾患についての小手術の特集を企画しました.具体的には,霰粒腫,マイボーム腺機能不全,結膜弛緩症,翼状片,瞼板縫合術,結膜囊腫,涙点プラグ,角結膜異物除去,帯状角膜変性,角膜クロスリンキングを取り上げており,一通りのトピックスが網羅されています.これらのテーマは比較的古くからあるテーマですが,一読しておわかりのとおり,達人の先生方によって最先端の情報にアップデートされており,すべての眼科の先生方に有益な内容になっていると確信しています.執筆をお願いした先生方は,日常臨床の最前線で診察や治療にあたられておられる先生方であり,特に前眼部疾患のエキスパートとされている先生方です.前眼部疾患の診察は,眼科診療の基本であり,今回の特集を熟読することにより,一段階レベルの高い前眼部疾患の診療や治療ができるはずであると確信しています.

　今回の特集の玉稿から強く感じたことは,角結膜疾患におけるすべての小手術に共通する方向性として,より効果的に,より安全に,より低侵襲な治療へ向けて発展しているということです.本特集が多くの先生方のお役に立てることを期待しております.

2021 年 11 月

小林　顕

KEY WORDS INDEX

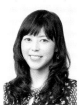

有田 玲子
（ありた れいこ）

1994年	京都府立医科大学卒業
2001年	同大学大学院博士課程修了
2002年	慶應義塾大学眼科，助手
2005年	伊藤医院眼科，副院長
2007年	東京大学眼科，臨床研究員
2011年	慶應義塾大学眼科，講師（非常勤）

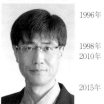

小林 顕
（こばやし あきら）

1992年	滋賀医科大学卒業
1992年	金沢大学眼科学教室入局
1996年	バスコムパルマー眼研究所分子遺伝学教室，研究員
1998年	金沢大学医学部，助手
2010年	金沢大学附属病院眼科，病院臨床准教授（兼任）
2015年	金沢大学医学部，講師（兼任）

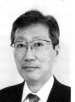

花田 一臣
（はなだ かずおみ）

1995年	旭川医科大学卒業 同大学眼科入局
1998年	東京歯科大学市川総合病院眼科，clinical fellowship
2000年	旭川医科大学眼科
2002年	名寄市立総合病院眼科，医長
2005年	旭川医科大学眼科，助教
2008年	同大学医工連携総研講座，特任講師
2020年	医療法人北光会朝里中央病院眼科

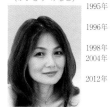

海道美奈子
（かいどう みなこ）

1991年	産業医科大学卒業 同大学眼科学教室
1995年	東京歯科大学市川総合病院眼科学教室
1996年	日立製作所（株），産業医
1998年	和田眼科医院
2004年	慶應義塾大学眼科学教室，非常勤医師
2012年	同大学大学院医学研究科卒業，博士号取得 同大学眼科学教室，非常勤講師
2015年	和田眼科医院，副院長

田 聖花
（でん せいか）

1996年	大阪医科大学卒業 同大学眼科入局
2002年	同大学大学院修了 松原徳洲会病院眼科，科長
2003年	東京歯科大学市川総合病院眼科
2019年	東京慈恵会医科大学葛飾医療センター眼科
2020年	同，講師

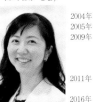

福岡 詩麻
（ふくおか しま）

2003年	東京大学卒業 同大学医学部附属病院，内科研修医
2004年	同大学眼科入局
2005年	同，医員
2009年	米国マウントサイナイ医科大学留学 米国ワイル・コーネル医科大学留学
2011年	東京共済病院眼科，医員
2016年	大宮はまだ眼科西口分院，院長

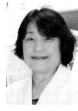

片上千加子
（かたかみ ちかこ）

1976年	神戸大学卒業 同大学眼科入局
1978年	大津赤十字病院眼科
1983～86年	米国シンシナティ大学留学
1986年	神戸大学眼科，助手
1989年	同，講師
1990年	医学博士 三田市民病院眼科，医長
1991年	神戸大学眼科，講師（復職）
2002年	同大学眼科，助教授
2005年	神戸海星病院，副院長／眼科部長／角膜センター長
2011年	ツカザキ病院眼科，顧問／角膜疾患領域責任者
2018年	公益財団法人兵庫アイバンク，理事長
2018年	兵庫県眼科医会，副会長
2020年	同，監事

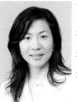

冨田 大輔
（とみだ だいすけ）

2005年	近畿大学卒業
2007年	名古屋大学眼科入局
2011年	同大学大学院修了 東京歯科大学市川総合病院国内留学
2013年	同大学眼科，助教
2020年	同，講師

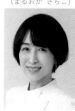

丸岡佐知子
（まるおか さちこ）

2002年	大阪市立大学卒業 同大学附属病院
2005年	西眼科病院
2012年	ツカザキ病院眼科
2017年	広島大学大学院博士課程修了

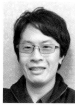

西野 翼
（にしの つばさ）

2014年	金沢大学卒業
2016年	同大学眼科入局
2018年	富山県立中央病院眼科
2020年	医学博士

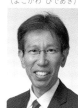

横川 英明
（よこがわ ひであき）

1998年	金沢大学卒業 同大学眼科入局
1999年	福井県済生会病院眼科
2005年	金沢大学眼科
2011年	金沢大学眼科，助教
2015年	米国オレゴン医科大学眼科 米国Devers Eye Institute留学

角結膜疾患における小手術
―基本手技と達人のコツ―

編集企画／金沢大学病院臨床准教授　小林　顕

Monthly Book
OCULISTA

編集主幹／村上 晶 髙橋 浩 堀 裕一

CONTENTS

No.106 / 2022.1◆目次

「OCULISTA」とはイタリア語で眼科医を意味します．

Monthly Book

OCULISTA
オクリスタ

2021.3月増大号

No.

96

眼科診療
ガイドラインの
活用法

編集企画　白根雅子 しらね眼科院長

2021年3月発行　B5判　156頁
定価5,500円(本体5,000円+税)

活用法のほかにも,
簡単な概要や**制作時の背景**,
現状の問題点なども含めて
解説された眼科医必携の
増大号です!

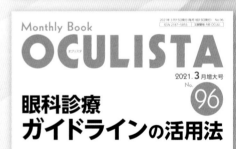

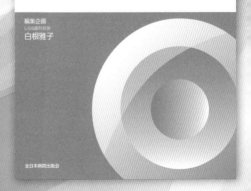

Monthly Book

OCULISTA

2021.3月増大号
No.
96

眼科診療
ガイドラインの活用法

編集企画
しらね眼科院長
白根雅子

全日本病院出版会

全日本病院出版会　〒113-0033 東京都文京区本郷 3-16-4　Tel:03-5689-5989
www.zenniti.com　Fax:03-5689-8030

MB OCULI. No. 106：1－8, 2022

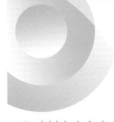

霰粒腫

福岡詩麻*

OCULISTA

Key Words： 霰粒腫(chalazion)，温罨法(warm compress)，眼瞼清拭／リッドハイジーン(lid hygiene)，ステロイド注射(steroid injection)，霰粒腫摘出術(chalazion incision and curettage)，マイボーム腺(meibomian gland)

Abstract：霰粒腫は，マイボーム腺の脂質に対する非感染性の慢性肉芽腫性炎症である．治療法としては，手術が基本とされてきたが，温罨法・リッドハイジーンによる保存的治療，抗菌薬やステロイド点眼・眼軟膏による薬物療法，ステロイド注射もある．霰粒腫を大きく切開・切除することで，隣接する正常なマイボーム腺も切除してしまう可能性があり，将来的なマイボーム腺の形態と機能に影響しうる．最近，霰粒腫の保存的治療やステロイド注射が再評価されている．霰粒腫の治療だけでなく再発予防にも，患者自身が温罨法・リッドハイジーンを根気強く続けることが効果的であり，患者教育を丁寧に行う必要がある．ステロイド注射は手術と同等の治癒率であり，再発霰粒腫や多発霰粒腫にも適応がある．手術を行う場合も，マイボーム腺に配慮し，最小限の切開にとどめることが望ましい．

霰粒腫とは

　霰粒腫は，非感染性の慢性肉芽腫性炎症（脂肪肉芽腫）である．詳しい成因は不明だが，マイボーム腺梗塞等により貯留したマイボーム腺脂質（meibum）に対し，異物反応が起こることで肉芽腫を形成すると考えられている．典型的な霰粒腫は，発赤，疼痛，圧痛を伴わない眼瞼皮下の結節・腫瘤である．瞼板内に限局し，可動性はない．霰粒腫が瞼板内にとどまらず，眼瞼前葉にまで炎症が及ぶと，皮膚に発赤や腫脹を生じ，圧痛を伴うことがある[1]．皮膚の炎症が強いと自壊することがある．

霰粒腫の治療の種類

　霰粒腫の治療としては，①温罨法・リッドハイジーンによる保存的治療，②抗菌薬やステロイド点眼・眼軟膏等の薬物療法，③ステロイド注射，④霰粒腫摘出術がある．従来は切開と掻爬による手術が基本とされていた．ただ，霰粒腫を大きく切開・切除することで，隣接する正常なマイボーム腺も切除してしまう可能性がある．霰粒腫術後，何年も経過したあとでもマイボーム腺の脱落や短縮は残る．霰粒腫の手術は，将来的な涙液の安定性にも影響する可能性がある[2]．最近では，マイボーム腺の形態と機能を温存するために，霰粒腫の保存的治療やステロイド注射が再評価されつつある．

＜霰粒腫治療のエビデンス＞

　霰粒腫に対するステロイド注射と手術の有効性を比較したところ，治癒率も治癒までの期間にも

---

* Shima FUKUOKA，〒330-0854　さいたま市大宮区桜木町 1-169-1　大宮はまだ眼科西口分院，院長／〒337-0042　さいたま市見沼区大字南中野626-11　Lid and Meibomian Gland Working Group（LIME 研究会）

差がなかった(ステロイド注射1回で治癒率81%,治癒までの期間が平均5日間,手術ではそれぞれ79%,平均4日間)とする報告がある[3]. また,温罨法,ステロイド注射,手術による3週間後の治癒率を比較したところ,ステロイド注射は手術と同等の治癒率であった(温罨法46%,ステロイド注射1回で84%,手術は87%)という報告もある[4]. 当然ではあるが,ステロイド注射のほうが手術に比べ,患者が感じる痛みや負担が少ない.温罨法は痛みはないが,日々のケアを根気強く継続する必要があり,その分手間がかかる[4].

初期や軽症例の霰粒腫に対し,点眼や眼軟膏といった薬物療法を行っている先生方も多いと思うが,実はエビデンスが乏しい.温罨法に抗菌薬やステロイドの点眼と軟膏を併用しても,温罨法のみの場合に比べて,霰粒腫のサイズの改善や4〜6週間での治癒率は変わらなかった(温罨法のみで治癒率21%,温罨法とトブラマイシン点眼・軟膏で16%,温罨法とトブラマイシン・デキサメタゾン点眼・軟膏で18%)と報告されている[5]. この研究では,通院が中断し,最後まで経過観察できなかった症例が約30%もいた.これらの症例が,治療により軽快したので再度受診しなかったとすると,温罨法と薬物投薬によって,さらに高い治癒率が得られていた可能性もある.霰粒腫に対し,点眼や軟膏を処方することで,温罨法のみよりも患者満足度は上がる[5]が,薬物が必要な状態なのかを考えたうえで処方することが望ましい.

霰粒腫のリスクファクター

霰粒腫の一番のリスクファクターは眼瞼炎である.眼瞼炎がある場合に霰粒腫を合併する確率は,眼瞼炎がない場合に比べ4.7倍になる[6]. また,眼瞼炎を伴わない霰粒腫では,平均1.4回のステロイド注射で治癒するが,眼瞼炎が合併している霰粒腫では平均2回と,より多数回の注射を要する[7]. 最近では Demodex と霰粒腫との関係が話題となっている.霰粒腫に罹患している眼ではDemodex の陽性率が約70〜90%と非常に高く[8)9],

Demodex 陽性だと霰粒腫の再発率も高くなる[8]. Demodex 陽性の再発霰粒腫に対し,ティーツリーオイルを含む目元洗浄液でリッドハイジーンを行ったところ,再発を97%予防することができたとする報告もある[10].

霰粒腫治療の実際

1. 温罨法,リッドハイジーンによる保存的治療

霰粒腫に対する温罨法・リッドハイジーンによる治癒率は,観察期間にもよるが20〜80%程度である[4)5)11)12]. 治癒までに数週〜数か月かかることがある[4)5)11](図1). 温罨法・リッドハイジーンによるマイボケアは,患者自身が毎日根気強く続けることが重要である.患者への説明を医師よりも看護師がしたほうが,霰粒腫の治癒率が高かったとする研究がある[11]. 医師が説明の時間を十分にとれないのであれば,看護師等の協力を得て,日々のケアの意義や手技について丁寧に指導する.前述のように,マイボケアは霰粒腫の治療だけでなく再発予防にもなる(図1). 霰粒腫を繰り返している患者には,霰粒腫が治ったあともマイボケアを継続することを勧める.詳しい手技については,LIME 研究会ホームページ(https://www.lime.jp/main/mgd/treatment)の動画を参照いただきたい.

2. 点眼・眼軟膏による薬物療法

霰粒腫は非感染性であり,抗菌薬を投与しても治らないため,基本的には抗菌薬は不要である[5)13]. しかし,霰粒腫のリスクファクターである眼瞼炎を合併している場合(図1),霰粒腫の急性期にマイボーム腺閉塞を引き起こした原因として細菌感染を考える場合,発赤や疼痛を伴っており麦粒腫との鑑別が困難な場合は,抗菌薬を投与して反応をみる.自壊した場合には,創部を湿潤に保ち,創傷治癒を促進する目的で眼軟膏を1日数回塗布する.抗菌薬としては,マクロライド系のエリスロマイシン眼軟膏やアジスロマイシン点眼[14],アミノグリコシド系のトブラマイシン点眼[5],ニューキノロン系のレボフロキサシン点眼

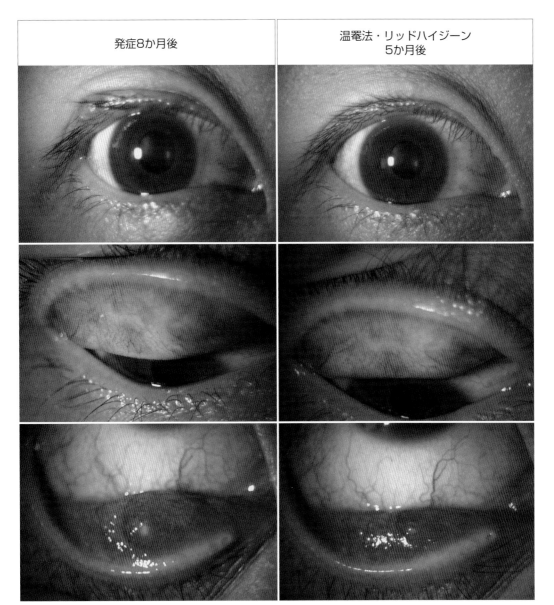

a	d
b	e
c	f

図 1. 多発霰粒腫に対する温罨法・リッドハイジーンと薬物療法

38 歳，女性．右下眼瞼．幼少時からものもらいを繰り返していた．

a～c：発症 8 か月後で受診．上眼瞼皮膚側と下眼瞼結膜側に腫瘤，結膜充血と瞼縁の血
管拡張を認めた．疼痛や圧痛はなかった．他院で，オフロキサシン眼軟膏，フラジオマ
イシン硫酸塩メチルプレドニゾロン軟膏，モキシフロキサシン点眼，フルオロメトロン
0.1％点眼を処方されていた．温罨法・リッドハイジーンを朝晩 2 回開始した．ステロイ
ドレスポンダーでラタノプロストも処方されていたが，初診時にステロイド軟膏を中止
し，眼圧が改善しラタノプロストを中止した．抗菌薬とステロイド点眼は 1 か月ほどで
漸減中止した．眼瞼炎を合併していたため，抗菌薬軟膏を 2 か月ほど継続した．

d～e：温罨法・リッドハイジーンを 5 か月継続し，霰粒腫は治癒した．その後，現在ま
で 5 年間，霰粒腫の再発はない．

やオフロキサシン眼軟膏等が選択肢となる．抗菌
薬の長期投与に伴う耐性菌の出現に配慮する．

　小児の霰粒腫で手術が困難な場合や，成人でも
手術以外の治療を希望される場合，ステロイドの

点眼や眼軟膏を行うことがある．眼瞼皮膚に炎症
が及んで発赤している場合は，1 日 2 回程度ステ
ロイド眼軟膏を皮膚に薄く塗布する[15]．フルオロ
メトロン点眼液 0.1％やプレドニゾロン酢酸エス

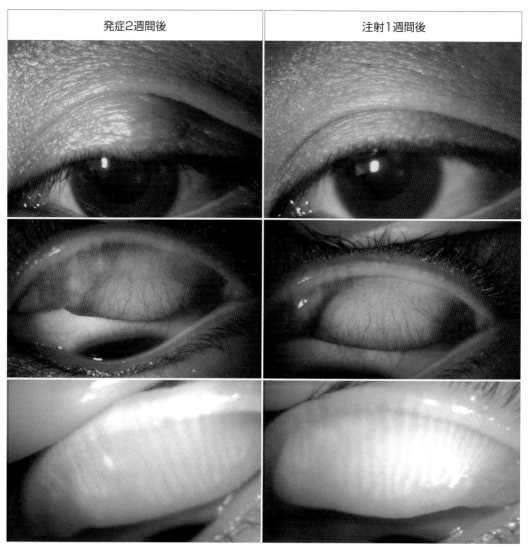

| 発症2週間後 | 注射1週間後 |

図 2. 霰粒腫に対するステロイド注射

a	d
b	e
c	f

33歳，女性．左上眼瞼．
a：発症2週間後．皮下に腫瘤を認めた．疼痛や圧痛はなかった．
b：瞼結膜を翻転し，瞼縁近くの霰粒腫の中にトリアムシノロン2mgを注射した．
c：注射前のマイボグラフィーでは，霰粒腫(肉芽腫)のある部位が黒く抜けていた．
　霰粒腫内の白い部分は脂肪顆粒と考えられている．
d，e：注射1週間後に受診時，霰粒腫は治癒していた．
f：注射1週間後のマイボグラフィーでは，霰粒腫があった部位にマイボーム腺の
　短縮を認めた．

テル眼軟膏，フラジオマイシン硫酸塩・メチルプレドニゾロン軟膏等が選択肢となる．ステロイドの副作用である眼圧上昇や白内障に注意し，漫然とステロイド投与を継続することは避ける．フラジオマイシン硫酸塩・メチルプレドニゾロン軟膏（ネオメドロール® EE軟膏）では，フラジオマイシンによる接触皮膚炎の可能性がある．

3．ステロイド注射

霰粒腫に対するステロイド注射の治癒率は，1〜2回の注射により60〜90%程度で，手術と同等である[4]．治癒までにかかる期間も短く，平均5日〜2.5週程度である[7]（図2）．ステロイド注射の適応については，年齢，罹病期間，大きさにより治癒に差はないとする論文もあるが[7]，35歳以上，罹病期間8.5か月以上と長く，11.4mm以上と大き

いものではステロイド注射よりも手術を検討することを勧める論文もある[16]．トリアムシノロンの投与量を 2～6 mg で検討したところ，量を増やしても治癒までの期間は変わらなかったので，2 mg で十分である[7]．1回の注射で十分な効果が得られなければ，数週の間隔で複数回の注射が可能であるが，2回注射しても軽快しないようであれば，手術を検討する．再発霰粒腫に対しては，初発と同等の効果がある[7]．

ステロイド注射は下記の手順で行う．
①点眼麻酔をする．
②眼瞼を翻転し，角板を挿入する．
③27～28 G 針を用いてトリアムシノロン 2 mg 程度（ケナコルト-A® 40 mg/ml 0.05 ml 程度）を瞼結膜側から霰粒腫の中に注射する．
④角板を抜き，圧迫して止血を確認する．

角板を使用するのは眼球穿孔の予防のためである．注射後の眼帯はしなくても良い．ステロイド注射の合併症である皮膚の脱色素やトリアムシノロンの沈着の予防には，皮膚側からではなく，瞼結膜側から霰粒腫内に注射することが推奨されている[4]．他に稀な合併症としては，網脈絡膜血管閉塞[17]や中心性漿液性脈絡網膜症[18]の報告がある．

なお，ステロイド注射の診療報酬は「霰粒腫の穿刺」45点である．ケナコルト-A® については，添付文書に「霰粒腫」の記載はないので地域により異なる可能性があるが，「外眼部の炎症性疾患の対症療法で点眼が不適当又は不十分な場合」として使用分を請求する．

4．手術療法

霰粒腫の保存的治療，薬物療法，ステロイド注射で改善しない場合や，巨大なもので，患者もしくは親が希望する場合に手術が適応となる．霰粒腫による炎症で皮膚が菲薄化すると瘢痕収縮をきたし，眼瞼の変形が残ってしまう可能性がある．下眼瞼耳側で縦方向に大きく，皮膚が発赤してきているものは手術を勧める[19]．瞼縁で自壊する可能性のあるものは，保存的に経過をみても良い．小児では，瞳孔領にかかると視機能に影響が出る

恐れがあるので，悪化した場合は手術が必要になることをあらかじめ説明しておく．小児の霰粒腫手術を行っていない場合は，親とよく相談のうえ，無麻酔もしくは全身麻酔下で手術可能な施設へ紹介する．高齢者で再発を繰り返す等，少しでも脂腺癌を疑う場合は，手術治療を選択すべきである．

霰粒腫の手術は経結膜法と経皮法がある．瞼板内に限局するものは経結膜法で手術する（図 3）が，皮膚にまで炎症が波及して発赤・菲薄化している場合は経皮法を選択している．筆者は，切開と同時に止血が可能な炭酸ガスレーザーを使用し，下記の手順で手術を行っている．隣接するマイボーム腺の保護のため，切開は必要最小限とする．

1）経結膜法
①点眼麻酔後，洗眼消毒する．霰粒腫の部位をマーキングしておく．
②エピネフリン含有リドカイン注射液 1％または 2％を眼瞼皮下と円蓋部結膜下に合計 1～2 ml 注射する．先に眼瞼を翻転して結膜下の麻酔を行い，次に挟瞼器で挟む範囲まで眼瞼皮下の麻酔を行う．
③挟瞼器をかけて，眼瞼を翻転する．
④結膜側から瞼縁に対し垂直に腫瘤の部位を 2～3 mm 切開する．
⑤鋭匙と綿棒や眼科用給水スポンジを用いて内容物を可能な限り除去する．
⑥挟瞼器をはずし，圧迫止血する．
⑦オフロキサシン眼軟膏を点入し，眼帯をする．

2）経皮法
①点眼麻酔後，洗眼消毒する．霰粒腫の部位をマーキングしておく．
②エピネフリン含有リドカイン注射液 1％または 2％を皮下に 0.5～1 ml 程度注射する．
③角板もしくは金属のコンタクトレンズを挿入し，眼球を保護する．
④皮膚割線に沿って瞼縁に対し平行に腫瘤の部位を切開する．

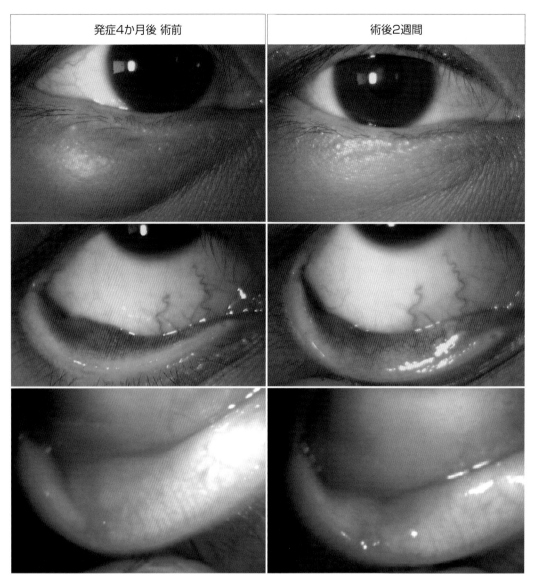

| | 発症4か月後 術前 | 術後2週間 |

図 3. 経結膜法による霰粒腫摘出術

<table>
<tr><td>a</td><td>d</td></tr>
<tr><td>b</td><td>e</td></tr>
<tr><td>c</td><td>f</td></tr>
</table>

25歳，女性．右下眼瞼．

a，b：発症4か月後，手術希望で受診した．皮下に腫瘤を認めた．疼痛や圧痛はない．

c：術前のマイボグラフィーでは，マイボーム腺が1本脱落しており，腫瘤のある部位が黒く抜けていた．経結膜法により霰粒腫摘出術を行った．

d，e：術後2週間，霰粒腫は治癒していた．

f：術後のマイボグラフィーでは，術前同様にマイボーム腺の脱落が残っており，隣接するマイボーム腺が短縮していた．

⑤鋭匙と綿棒や眼科用給水スポンジを用いて内容物を可能な限り除去する．

⑥必要に応じて，皮膚を縫合する．

⑦止血を確認後，オフロキサシン眼軟膏を塗布し，眼帯をする．

手術で切除した内容物は病理検査に提出し，結果を確認する．術翌日，経結膜法では抗菌薬点眼，経皮法では抗菌薬眼軟膏を処方し，1週間程度で上皮化したら終了する．術後の創部の消毒は行わない．

まとめ

　霰粒腫は，最も身近な眼瞼疾患の１つである．眼瞼に腫瘤ができたことで，整容的な悩みをかかえる患者も多い．温罨法とリッドハイジーンによるマイボケアは，幅広い年齢で可能であり，眼瞼炎にも効果的であり，*Demodex* が関係する霰粒腫の再発予防にもなるので，単独もしくは，他の治療法と組み合わせて行う価値がある．患者本人もしくは親が行うので，丁寧な指導がポイントとなる．ステロイド注射は，速やかに霰粒腫を小さくしたいが，手術は受けたくないという患者が適応となる．多発している霰粒腫も治療可能である．患者が手術を希望しない場合でも，温罨法・リッドハイジーンによる保存的治療，抗菌薬やステロイド点眼・眼軟膏等の薬物療法，ステロイド注射と複数の選択肢を持っていることで，それぞれの患者の病状や要望にあわせた治療が可能となる．将来的な影響も視野に入れ，マイボーム腺を大切にする霰粒腫治療を行っていただきたい．

文　献

1) 小幡博人：眼科医のための病理学(40)霰粒腫の病理と臨床．眼科，**47**(1)：87-90，2005.

2) Fukuoka S, Arita R, Shirakawa R, et al：Changes in meibomian gland morphology and ocular higher-order aberrations in eyes with chalazion. Clin Ophthalmol, **11**：1031-1038, 2017.

3) Ben Simon GJ, Rosen N, Rosner M, et al：Intralesional triamcinolone acetonide injection versus incision and curettage for primary chalazia：a prospective, randomized study. Am J Ophthalmol, **151**(4)：714-718 e1, 2011.
　Summary　霰粒腫に対するステロイド注射と手術の前向きランダム化比較試験の論文である．

4) Goawalla A, Lee V：A prospective randomized treatment study comparing three treatment options for chalazia：triamcinolone acetonide injections, incision and curettage and treatment with hot compresses. Clin Exp Ophthalmol, **35**(8)：706-712, 2007.
　Summary　霰粒腫に対する温罨法，ステロイド注射と手術の3療法に関する前向きランダム化比較試験の論文である．

5) Wu AY, Gervasio KA, Gergoudis KN, et al：Conservative therapy for chalazia：is it really effective? Acta Ophthalmol, **96**(4)：e503-509, 2018.
　Summary　霰粒腫に対する温罨法のみと点眼・軟膏併用に関する前向きランダム化比較試験の論文である．

6) Nemet AY, Vinker S, Kaiserman I：Associated morbidity of blepharitis. Ophthalmology, **118**(6)：1062-1068, 2011.

7) Ben Simon GJ, Huang L, Nakra T, et al：Intralesional triamcinolone acetonide injection for primary and recurrent chalazia：is it really effective? Ophthalmology, **112**(5)：913-917, 2005.

8) Liang L, Ding X, Tseng SC：High prevalence of demodex brevis infestation in chalazia. Am J Ophthalmol, **157**(2)：342-348 e1, 2014.

9) Tarkowski W, Owczyńska M, Błaszczyk-Tyszka A, et al：Demodex mites as potential etiological factor in chalazion—a study in Poland. Acta Parasitol, **60**(4)：777-783, 2015.

10) Yam JC, Tang BS, Chan TM, et al：Ocular demodicidosis as a risk factor of adult recurrent chalazion. Eur J Ophthalmol, **24**(2)：159-163, 2014.

11) Jackson TL, Beun L：A prospective study of cost, patient satisfaction, and outcome of treatment of chalazion by medical and nursing staff. Br J Ophthalmol, **84**(7)：782-785, 2000.

12) Perry HD, Serniuk RA：Conservative treatment of chalazia. Ophthalmology, **87**(3)：218-221, 1980.

13) Jordan GA, Beier K：Chalazion. StatPearls. Treasure Island(FL)：StatPearls Publishing. 2021.

14) Wong Lai Man R, Kupcha A, Law J, et al：Chalazion. EyeWiki, American Academy of Ophthalmology, 2021.
　https://eyewiki.aao.org/Chalazion(Accessed on 2021/8/11)

15) 渡辺芽里，反田茉莉，小幡博人ほか：小児の霰粒腫に対するステロイド眼軟膏による治療．眼科，**57**(11)：1451-1456，2015.

16) Dhaliwal U, Bhatia A：A rationale for therapeutic decision-making in chalazia. Orbit, **24**(4)：227-230, 2005.

17) Thomas EL, Laborde RP：Retinal and choroidal vascular occlusion following intralesional cortico-

steroid injection of a chalazion. Ophthalmology, **93**(3)：405-407, 1986.

18) Rosignoli L, Potter SM, Gonzalez A, et al：Development of Central Serous Chorioretinopathy following Chalazion Removal with Intralesional Triamcinolone Injection：A Case Report. Case Rep Ophthalmol, **9**(3)：416-420, 2018.

19) 野田実香，石嶋　漢：Ⅳ 手術の適応　霰粒腫．専修医石嶋くんの眼瞼手術チャレンジノート．pp. 144-155，金原出版，東京，2019.

MB OCULI. No. 106 : 9-16, 2022

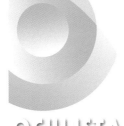

マイボーム腺機能不全

有田玲子*

Key Words : マイボーム腺機能不全(meibomian gland dysfunction), マイバム圧出(meibum expression), intense pulsed light : IPL, マイボーム腺(meibomian gland), ドライアイ(dry eye)

Abstract : マイボーム腺機能不全(MGD)は, 眼不快感を伴うびまん性の慢性疾患である. 病態のコアメカニズムは, 感染や炎症を契機としたマイボーム腺分泌脂(マイバム)の質的・量的変化によるマイボーム腺の閉塞である. MGD の従来の治療は, 温罨法や眼瞼清拭に加えて, 点眼薬, 眼軟膏と内服といったものが主流だったが, 最近, 最先端の治療として intense pulsed light(IPL)が登場したことにより, IPL 施術後にセットで行うマイバムの圧出の有用性が改めて見直されることとなった. この 2 つの治療法は外来中に短時間でできる施術である. マイバム圧出は, マイボーム腺の閉塞を機械的に取り除くもので, 確実に効果が出る. IPL は国際的にMGD の最先端の治療法であり, マイボーム腺の閉塞を解除し, 抗炎症効果も期待できる. IPL施術後にマイバム圧出をセットで行うと, IPL 単独よりもより高い効果が期待できる.

マイボーム腺とは

涙液は油層と液層(ムチン層と水層)からなっている. マイボーム腺は眼瞼に存在する外分泌腺で, 涙液蒸発の抑制, 涙液安定性の促進, 涙液の眼表面への伸展の促進, 眼瞼縁における涙液の皮膚への流出抑制等の働きをしている[1]. マイボーム腺の開口部は皮膚側にあって瞬目のたびに少しずつ開口部から脂成分が分泌される. 上に約25~30 本, 下に約 20~25 本存在する. マイボーム腺の脂(マイバム:meibum)の組成は皮脂腺の成分とは異なり, ワックスエステル, ステロールエステルが多い. 最近の疫学調査でドライアイ全体の約86%はマイボーム腺機能が低下することによって起こることが明らかになった[2].

マイボーム腺機能不全とは

1. 定義, 診断基準, 発症機序

2010 年にマイボーム腺機能不全(MGD)ワーキンググループによって MGD は以下のように定義された. "さまざまな原因によってマイボーム腺の機能が瀰漫性に異常をきたした状態であり, 慢性の眼不快感を伴う"[3].

ドライアイ全体の約86%は, MGD が関連していることが報告されている. 2011 年の国際的なMGD ワークショップによる MGD の発症機序は, マイボーム腺開口部の閉塞, 導管上皮の過角化が疾患の契機となり, それに慢性のサブクリニカルな炎症, 感染, 加齢が加わり悪循環となると考えられている[4]. 診断のキーとなるのはマイボーム腺開口部周辺の所見で開口部閉塞(plugging 等), 血管拡張, 眼瞼縁不整, 皮膚粘膜移行部の移動が代表的である(図1). 日本における分類(表1), 診断基準(表2)を示す. マイボグラフィーによるマ

* Reiko ARITA, 〒337-0042 さいたま市見沼区南中野 626-11 伊藤医院, 副院長／Lid and Meibomian Gland Working Group(LIME 研究会)

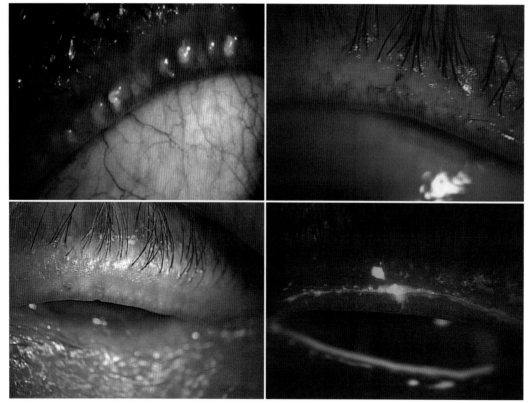

図 1. MGD の典型的な眼瞼縁の異常所見
　　a：Plugging
　　b：瞼縁の血管拡張
　　c：瞼縁の不整
　　d：皮膚粘膜移行部の移動

a	b
c	d

表 1. マイボーム腺機能不全の分類

1. 分泌減少型 　①原発性(閉塞性，萎縮性，先天性) 　②続発性(アトピー，スティーヴンス・ジョンソン症 　　候群，移植片対宿主病，トラコーマ等に続発する)
2. 分泌増加型 　①原発性 　②続発性(眼感染症，脂漏性皮膚炎等に続発する)

表 2. 分泌減少型マイボーム腺機能不全の診断基準

以下の 3 項目(自覚症状，マイボーム腺開口部周囲異常所見，マイボーム腺開口部閉塞所見)が陽性のものを分泌減少型 MGD と診断する.
1. 自覚症状 　眼不快感，異物感，乾燥感，圧迫感等の自覚症状がある.
2. マイボーム腺開口部周囲異常所見 　①血管拡張 　②粘膜皮膚移行部の前方または後方移動 　③眼瞼縁不整 　①～③のうち 1 項目以上あるものを陽性とする.
3. マイボーム腺開口部閉塞所見 　①マイボーム腺開口部閉塞所見(plugging, pouting, ridge 等) 　②拇指による眼瞼の中等度圧迫でマイボーム腺から油脂の圧出が低下している. 　①，②の両方を満たすものを陽性とする.

イボーム腺の形態変化，特に dropout の所見は診断力が高い(図 2). 慢性の経過をとっていることが多いので短期の治療では自覚症状の改善がなかなか得られない．失明につながることはないが，長期にわたり，患者の QOL を低下させる.

2. 疫学，有病率，リスクファクター

MGD は，欧米では 5％か 10％程度の有病率であるのに対し，アジアでは 65 歳以上の有病率が 50～80％という報告もあり，アジアに多い疾患である[4]．2017 年に日本初の MGD の疫学調査が Lid and Meibomian Gland Working Group(LIME 研究会)によって長崎県平戸市度島で行われており，6～96 歳までの住民のうち 32.9％が MGD である

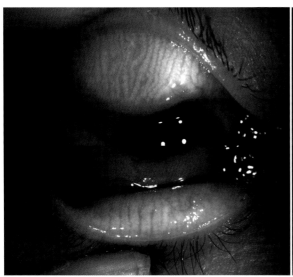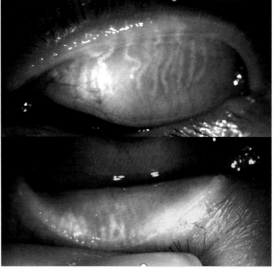

a | b

図 2. 非侵襲的マイボグラフィー
a：正常眼のマイボーム腺．白いほうがマイボーム腺
b：MGD のマイボーム腺．黒くぬけているところは脱落や短縮の部分

表 3. 平戸度島検診による MGD のリスクファクター

独立変数	オッズ比 (95% CI)	p 値
性別（男性／女性）	2.33（1.41-3.87）	0.001
年齢/10 年	1.53（1.24-1.88）	＜0.001
マイボスコア	1.35（1.15-1.58）	＜0.001
抗高血圧薬	1.38（0.84-2.56）	0.049
脂質降下薬	2.56（0.89-7.42）	0.033
Demodex	2.10（1.21-3.65）	0.008
VDT 時間	1.77（0.58-1.02）	0.038

表 4. MGD 推奨治療アルゴリズム（2011）

stage	臨床所見	治療
1	自覚症状　なし MGD 所見　軽度 眼表面異常　なし	患者教育 温罨法 　＋リッドハイジーン
2	自覚症状　軽度 MGD 所見　軽度 眼表面異常　なし or 軽度	上記に加えて ω-3 脂肪酸摂取 マイバム圧出 人工涙液・点眼 アジスロマイシン点眼
3	自覚症状　中等度 MGD 所見　中等度 眼表面異常　中等度	上記に加えて テトラサイクリン内服 ドライアイに対する抗炎症治療
4	自覚症状　強い MGD 所見　重症 眼表面異常　高度	上記に加えて ドライアイに対する抗炎症治療

ことがわかった[5]．これは日本国民の約 3 人に 1 人が MGD である可能性を示唆している．リスクファクターとして高齢，男性，脂質降下薬内服等が挙げられている（表 3）[5]．

3．MGD の治療

2011 年の国際的ワークショップにより推奨されている治療アルゴリズム（表 4）によると，マイバム圧出は stage 2（自覚症状が出始めた初期の頃の MGD）以降のすべての stage に推奨されている[4]．つまり，症状のある患者が外来に来たら，まず，外来でできる処置としてマイバム圧出法が

有用ということになる．その後，2017 年に国際ドライアイ学会（Tear Film and Ocular Society：TFOS）により制定されたドライアイワークショップⅡ（DEWSⅡ）により，ドライアイの治療方針 step 2 として IPL が推奨された（表 5）[6]．

外来で行う治療としての手技の実際の手順とコツ

1．マイバム圧出

1）目　的

約 100 年前から種々の急性・慢性マイボーム腺炎に対して"最も重要な治療法"であった[7]．マイ

表 5. ドライアイワークショップによるドライアイ治療方針

| step 1 :
|---|
| • Education regarding the condition, its management, treatment and prognosis
• Modification of local environment
• Education regarding potential dietary modifications(including oral essential fatty acid supplementation)
• Identification and potential modification/elimination of offending systemic and topical medications
• Ocular lubricants of various types(if MGD is present, then consider lipid-containing supplements)
• Lid hygiene and warm compresses of various types |
| **step 2 :**
If above treatments are inadequate consider :
• Non-preserved ocular lubricants to minimize preservative-induced toxicity
• Tea tree oil treatment for Demodex(if present)
• Tear conservation
  ◦ Punctal occlusion
  ◦ Moisture chamber spectacles/goggles
• Overnight treatments(such as ointment or moisture chamber devices)
• In-office, physical heating and expression of the meibomian glands(including device-assisted therapies such as LipiFlow)
• In-office intense pulsed light therapy for MGD
• Prescription drugs to manage DED[d]
  ◦ Topical antibiotic or antibiotic/steroid combination applied to the lid margins for anterior blepharitis(if present)
  ◦ Topical corticosteroid(limited-duration)
  ◦ Topical secretagogues
  ◦ Topical non-glucocorticoid immunomodulatory drugs(such as cyclosporine)
  ◦ Topical LFA-1 antagonist drugs(such as lifitegrast)
  ◦ Oral macrolide or tetracycline antibiotics |
| **step 3 :**
If above treatments are inadequate consider :
• Oral secretagogues
• Autologous/allogeneic serum eye drops
• Therapeutic contact lens options
  ◦ Soft bandage lenses
  ◦ Rigid scleral lenses |
| **step 4 :**
If above treatments are inadequate consider :
• Topical corticosteroid for longer duration
• Amniotic membrane grafts
• Surgical punctal occlusion
• Other surgical approaches(eg tarsorrhaphy ; salivary gland transplantation) |

ボーム腺に過角化した上皮や質的に変化したマイバムが詰まることによってマイボーム腺開口部が閉塞する。この閉塞を機械的に解除するために行うのがマイバム圧出法である。マイボーム腺閉塞物およびその他の分泌物をマイボーム腺から排出し正常な腺機能を促進させる。診断にも治療にも有効である。

2）適　応

Plugging, pouting, ridge 等, 開口部の閉塞所見のあるもの, 拇指で圧迫してみてマイバムが混濁, 粘稠度が高いもの, もしくは出ないものが良い適応である。マイボグラフィーで脱落が多すぎるものは効果が期待できない。

3）頻　度

圧出の頻度としては, 一般的には月1回4週ご

発売年	製品名称	販売元	サイズ	先端形状	全体形状
2021年	有田式マイボーム腺圧出鑷子	イナミ	全長100mm	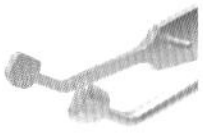	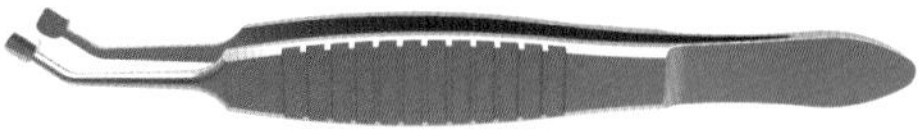
2018年	吉富式マイボーム腺圧迫鉗子ワイドハンドル	イナミ	全長87mm	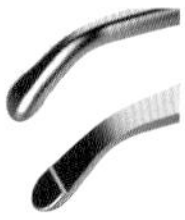	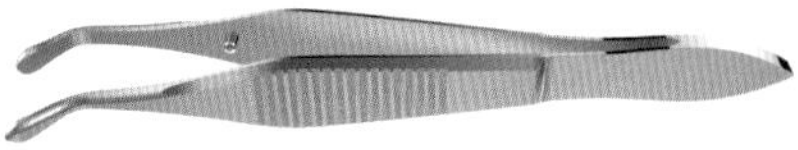
2015年	有田式マイボーム腺圧迫鑷子	JFCセールスプラン	全長100mm	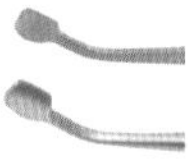	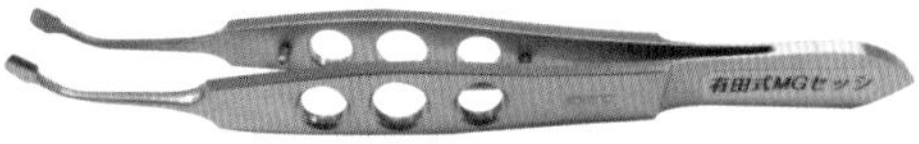
2009年	獨協医大式滑車型マイボーム腺鑷子	イナミ	全長97mm	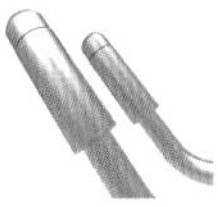	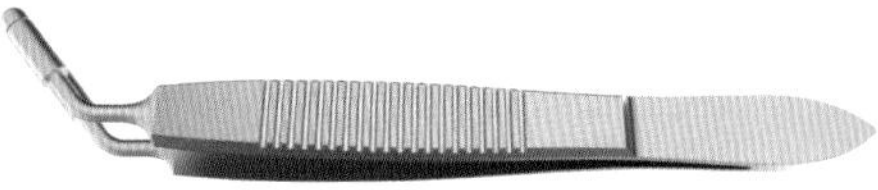

図 3. マイボーム腺圧出鑷子のいろいろ
マイボーム腺圧出専用鑷子が各種購入可能

とであることが多い．また，指での圧出と，専用
鑷子での圧出を比較した臨床研究によると，指よ
りも専用鑷子を用いた圧出のほうが有意に効果的
である[8]．効果は即効性があるが，再び閉塞する
ことが多く，繰り返し施術が必要になる．温罨法
とリッドハイジーンを併用することで，効果の持
続時間が長くなる．痛みを伴うため，必ず点眼麻
酔を行う[4]．

4）実際の手順
a）点眼麻酔を両眼に複数回行う
b）専用の鑷子（図3）で上下眼瞼を1つずつ，耳側
　から鼻側まで圧出する（図4）
c）圧出された脂をふきとる

5）コ　ツ
①あらかじめ5～10分程度，温罨法を行っておく
　と痛みを軽減できる
②専用の鑷子がない場合は，綿棒や硝子棒，指等
　で代用する
③上眼瞼は下方視，下眼瞼は上方視させる
④瞼縁は痛覚が敏感なのでなるべく奥のほうから
　ゆっくり押す
⑤初めて施術する場合は，スタッフが患者の頭を
　軽く後ろから支えるほうが良い．痛みや驚きで

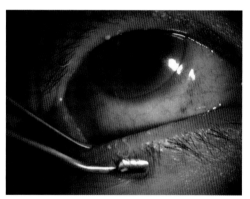

図 4. マイバム圧出の実際の写真
点眼麻酔後，瞼縁より少し奥まった部分か
らゆっくり圧力をかける．

おでこがスリットランプから離れやすい状態に
なる．おでこが離れると圧出しづらくなり，効
果が減弱する
⑥患者には自宅で1日2回の温罨法とリッドハイ
　ジーンを励行する

2．IPL
1）作用機序
　Intense pulsed light（IPL）は美容皮膚科領域で
安全性と有効性が認められている治療法であった
が，2015年にアメリカのDr. Toyosが最初にMGD

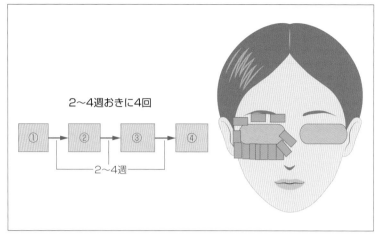

図 5. IPL の施術する場所
2〜4 週おきに 4 回，施術する部位を緑色にて示している．

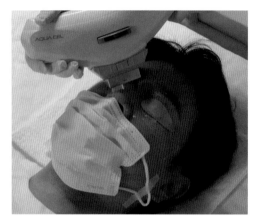

図 6. IPL の施術
冷却ジェルを塗布後，ハンドピースを軽く
あてながら施術する．

に関連するドライアイへの有効性を報告した[9]．
作用機序としては，IPL による光エネルギーにより
マイバムを溶解することと[10]，異常血管を凝固
することにより炎症性サイトカインの放出を抑制
するという抗炎症効果[11]と考えられている．

2）適応と禁忌

ドライアイ症状を訴える患者のなかでも MGD
患者（plugging, pouting, ridge 等，開口部の閉塞
所見のあるもの，拇指で圧迫してみてマイバムが
混濁，粘稠度が高いもの，もしくは出ないもの，
vascularity 等，瞼縁の炎症所見があるもの）が良
い適応である[12]．

UV アレルギー，てんかん等，光によって誘発
される疾患は禁忌である．妊娠中，授乳中，未成
年への安全性は確認されていない．

3）頻　度

2〜4 週おきに 4 回が目安（図 5）であるが，IPL
は特に副作用のない治療法なので，上限回数は設
定されていない．平均 3〜4 回程度で自覚症状，他
覚所見ともに改善がみられることが多い[13]．

温罨法とリッドハイジーンを併用するとより効
果的である．

4）実際の手順

a）専用の椅子やベッドに横になってもらう

b）アイパッチを両眼に貼る

c）冷却ジェルを施術部位に塗る

d）IPL を施術部位（図 5，6）に施術する

e）1 周施術したら一度ジェルをふきとり，同じ
　　部位に塗りなおす

f）IPL の施術の 2 周目を行う

g）ジェルをふきとり，アイパッチをはがす

h）日焼け止めを施術した部位に塗ってもらう

i）ダウンタイムなく，すぐにメイク等をして帰
　　宅できる

5）コ　ツ

①メイク，日焼け止め等が皮膚に塗ってあると効
　果が落ちるので皮膚には何も塗っていない状態
　で施術する

②アイパッチは睫毛の保護目的もあるので，睫毛
　がはみ出さないように貼る（睫毛にあたると睫
　毛が抜ける）

③冷却ジェルは薄めに塗る

④IPL のハンドピースは，皮膚に押し付けないようにする．皮膚に平行に軽くタッチする程度のほうが効果的

⑤IPL のエネルギーの強さは肌の色や日焼け後の皮膚の色の変化によってある程度指標があるが，日本人であればあまり気にしなくて問題ない

⑥輪ゴムではじかれたような感じがする程度がちょうど良い強さ

⑦痛い，熱い等があればジェルを多めに塗る

⑧施術中はまぶしいのでアイパッチの下でも必ず閉瞼してもらう

3．IPL＋マイバム圧出

IPL のみでも MGD への効果が認められているが，IPL 施術直後にマイバム圧出を行うとより効果が早く出やすいことが報告されている．その場合，「2．IPL」の施術の g)のあとに「1．マイバム圧出」の a)〜c)を行う．

まとめ

MGD の治療は，長らくブレイクスルーがなく，ocular surface 最後の unmet needs といわれてきたが，IPL 治療の登場により大きく様変わりしつつある．そんな世界最先端の治療法である IPL と 100 年前から存在するマイバム圧出の組み合わせが IPL 単体よりも効果が認められるという点も興味深い．MGD にとっていかに閉塞を解除することが肝要なのかと気づかされる．今後，MGD の治療は温罨法，リッドハイジーン，点眼，眼軟膏，内服に加え，マイバム圧出，医療機器を用いた閉塞解除等，新しいステージに移行することとなるだろう．新たに治療法のオプションが増えることは大変喜ばしく，今後の展開が楽しみである．

文　献

1) Foulks GN, Bron AJ：Meibomian gland dysfunction：A clinical scheme for description, diagnosis, classification, and grading. The Ocular Surface, **1**：107-126, 2003.

2) Lemp MA, Crews LA, Bron AJ, et al：Distribution of a aqueous-deficient and evaporative dry eye in a clinic based patient cohort：A retrospective study. Cornea, **31**：472-478, 2012.

3) 天野史郎，有田玲子ほか，マイボーム腺機能不全ワーキンググループ：マイボーム腺機能不全の定義と診断基準．あたらしい眼科，**27**：627-631，2010.
   Summary 2010 年に制定された日本でのマイボーム腺機能不全の定義，診断基準，疾患概念．

4) Nichols KK, Foulks NG, Bron AJ, et al：The international workshop on meibomian gland dysfunction：executive summary. Invest Ophthalmol Vis Sci, **52**：1922-1929, 2011.
   Summary 2011 年に制定された国際的なマイボーム腺機能不全の定義，病態生理，疾患概念，治療方針．

5) Arita R, Mizoguchi T, Kawashima M, et al：Meibomian Gland Dysfunction and Dry Eye Are Similar but Different Based on a Population-Based Study：The Hirado-Takushima Study in Japan. Am J Ophthalmol, **207**：410-418, 2019.
   Summary 日本で初めてのドライアイ・MGD をはじめとした Ocular Surface 疾患の疫学調査．

6) Jones L, Downie LE, Korb D, et al：TFOS DEWS Ⅱ Management and Therapy Report. Ocul Surf, **15**(3)：575-628, 2017.

7) Gifford SR：Meibomian glands in chronic blepharoconjunctivitis. Am J Ophthalmol, **4**：489-494, 1921.

8) Aketa N, Shinzawa M, Kawashima M, et al：Efficacy of Plate Expression of Meibum on Tear Function and Ocular Surface Findings in Meibomian Gland Disease. Eye Contact Lens, **45**(1)：19-22, 2019.

9) Toyos R, McGill W, Briscoe D：Intense pulsed light treatment for dry eye disease due to meibomian gland dysfunction：a 3-year retrospective study. Photomed Laser Surg, **33**(1)：41-46, 2015.
   Summary IPL がドライアイ・MGD に効果があるという世界で初めて発表された論文．

10) Craig JP, Chen YH, Turnbull PR：Prospective trial of intense pulsed light for the treatment of meibomian gland dysfunction. Invest Ophthalmol Vis Sci, **56**(3)：1965-1970, 2015.

11）Liu R, Rong B, Tu P, et al：Analysis of Cytokine Levels in Tears and Clinical Correlations After Intense Pulsed Light Treating Meibomian Gland Dysfunction. Am J Ophthalmol, **183**：81-90, 2017.

12）Arita R, Fukuoka S, Morishige N：Therapeutic efficacy of intense pulsed light in patients with refractory meibomian gland dysfunction. Ocul Surf, **17**（1）：104-110, 2019.

13）Arita R, Mizoguchi T, Fukuoka S, et al：Multi-center Study of Intense Pulsed Light Therapy for Patients With Refractory Meibomian Gland Dysfunction. Cornea, **37**（12）：1566-1571, 2018.

MB OCULI. No. 106 : 17－22, 2022

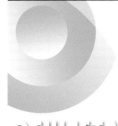

結膜弛緩症

田　聖花*

Key Words： 加齢(age-related disease)，眼不快感(ocular discomfort)，ドライアイ(dry eye)，摩擦関連疾患 (friction-related disease)，涙液メニスカス(tear meniscus)

Abstract：結膜弛緩症は高齢者の大半にみられる現象で，異物感や間欠性流涙，繰り返す結膜下出血等の原因となるだけでなく，眼表面の涙液動態の変化によってドライアイも引き起こされる．また，瞬目に伴う可動性による眼表面への悪影響は，近年 friction-related disease として理解されるようになっている．

　結膜弛緩症の症状や所見は，その物理的特性によるところが大きいため，根治治療は外科的介入である．さまざまな手術方法が報告されているが，結膜がテノン嚢ごと強膜から外れているという病態を考慮した術式が望ましい．手術を行ううえで，間欠性流涙を主訴とする例では導涙障害との鑑別が重要であり，ドライアイ合併例で難治性の角結膜上皮障害を有する例では，ドライアイの治療を継続する必要がある．

はじめに

　結膜弛緩症(図 1)は，過剰な球結膜が眼球と眼瞼の間に存在する現象である[1]．球結膜には，眼球運動に沿うために強膜に対して生理的な緩みがあるが，何らかの原因でその緩みが強くなり，だぶついてしまった状態である．上輪部角結膜炎(superior limbic keratoconjunctivitis：SLK)等，上方の球結膜にみられることもあるが[2]，一般的には下眼瞼縁に沿ってみられるものを指し，本稿でもそちらについて述べる．

結膜弛緩症の臨床像

　結膜弛緩症の有病率は加齢とともに高くなる．Mimura らは，1〜94 歳までの 1,416 例の結膜弛緩症の罹患率を調べたところ，年齢とともに有意に増加し，41 歳以上では 90％以上にみられると報

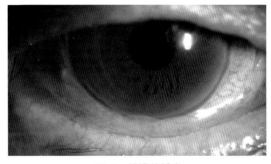

図 1. 結膜弛緩症

告し，特に耳側や鼻側にみられる例が多かったとしている[3]．結膜弛緩症は単なる加齢現象であり，疾患ではないと捉える向きもあるが，弛緩結膜の範囲と程度には多彩なバリエーションがあり，さまざまな症状を引き起こすため，少なくとも実臨床では無視できない．

　なぜ結膜弛緩症が生じるのかはよくわかっていないが，解剖学的には，結膜がテノン嚢ごと強膜から外れていることが多い．そのような部位で

* Seika DEN, 〒125-8506　東京都葛飾区青戸 6-41-2 東京慈恵会医科大学葛飾医療センター眼科，講師

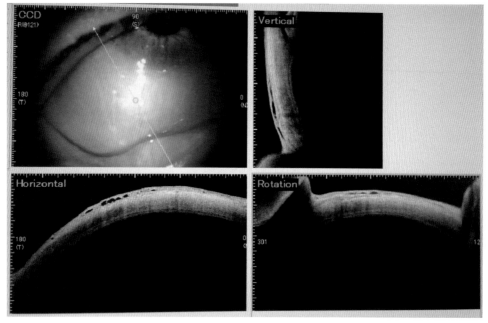

図 2.
結膜下にリンパ管拡張のスペースがみられる.

は，リンパ管拡張を生じている例も多く[4]，前眼部OCTでもしばしば確認される(図2).組織学的には結膜実質の弾性線維の断裂がみられるが[4)5]，弛緩結膜の可動性が大きいが故の結果かもしれない.

結膜弛緩症の三大症状は，異物感，間欠性流涙，繰り返す結膜下出血とされるが，無症候性のことも多く，弛緩結膜の量と症状は必ずしも比例しないようである.無症候性でも，「下のほうにゼリーみたいなものがある」と整容的な訴えがあるときもある.

弛緩結膜は可動性を持つため，異物感はもっともよくみられる症状である.耳側に弛緩量が多いタイプでは，外方視したときに特に感じるようである.間欠性流涙は，弛緩結膜のひだの間に余計な涙の貯留が生じ(異所性メニスカスという.後述)，瞬目時に外に押し出されて生じる.少なくともPubMed上で最も古い結膜弛緩症(conjunctivochalasis)に関する論文はLiuによるものだが[1]，本論文でも涙液の流れを邪魔して流涙をきたす疾患として説明されている.導涙障害では恒常的に流涙が生じる点で，鑑別される.鼻側に弛緩量が多いタイプでは，下涙点を弛緩結膜が覆って涙液排出を阻害するため，流涙が生じやすい.結膜下出血も弛緩結膜の可動性によって生じる.よく動く弛緩結膜部分では，血管の走行が細くコイル状に変化してしまっていることが多く，血管の破綻をきたしやすいと考えられる(図3).

結膜弛緩症の診断にはフルオレセイン染色が必須であるが，弛緩結膜部に結膜上皮障害がみられることがある(図4).瞼結膜と球結膜の慢性的な摩擦によって生じるものであり，弛緩量が少なくても結膜上皮障害がみられる場合は，異物感も強くなる.

結膜弛緩症とドライアイ

結膜弛緩症は流涙の原因となる一方で，ドライアイも引き起こす.弛緩結膜が下眼瞼の涙液メニスカスを占拠するため，涙腺から分泌された涙が涙点へ流れていく動きや，眼表面へ涙液のリザーバーとして働くべき涙液メニスカスの機能が阻害される[6)7].また，下方の涙液メニスカスは角膜の輪部に近いところに1本の線として存在するが，結膜弛緩症の程度が強い(丈が高い)と，角膜上にもう1本のメニスカスが形成される(異所性メニスカス).涙液メニスカスのすぐ上は涙液層が薄

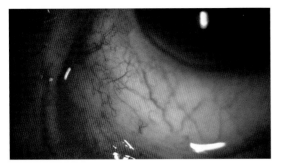

図 3. 図 1 症例の耳側結膜
血管が細く，コイル状に蛇行している．

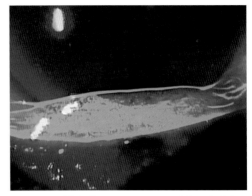

図 4. 弛緩結膜部分にみられる結膜上皮障害

くなる物理特性があるため，結膜弛緩症ではこの
涙液層菲薄部分が角膜上に存在することになり，
角膜上で涙液層の破綻が生じやすく，涙液層破壊
時間（tear film breakup time：BUT）の短縮とし
て観察される．涙液減少型ドライアイ合併例で
は，この部分が角膜上皮障害の好発部位となる
（図 5）．難治性の角結膜上皮障害では，病態の形
成に結膜弛緩症が関与していないか，よく観察す
る必要がある．

　近年，結膜弛緩症は，lid wiper epitheliopathy
（LWE）や SLK とともに，friction-related disease
（FRD，摩擦が関係する疾患群）の 1 つと考えるよ
うになっている[8]．Vu らの報告によると，FRD が
ある例では涙液減少がなくても BUT が有意に短
く，結膜弛緩症とドライアイが密接な関係にある
ことを示唆している[8]．

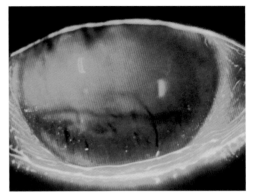

図 5. 結膜弛緩症の上の部分にみられる
異所性涙液メニスカスと，そこに隣
接した角膜上の涙液層破綻像および
角膜上皮障害

結膜弛緩症の手術適応

　結膜弛緩症の所見や症状は，結膜の余剰という
物理特性によるため，根治治療は手術で取り除く
ことである．先に紹介した Liu の論文でも単純切
除が有効であると述べられているとおり，疾患の
成り立ちから考えると，外科的治療のほうが薬物
治療より効果的である．点眼治療は症状の緩和を
目的として行うが，改善しない場合や本人の満足
が得られない場合は，早めに手術を行うほうが良
い．特に角膜上皮障害を生じている例では，点眼
薬の長期使用や複数使用によって薬剤障害性上皮
障害が加わり，悪循環に陥ることもあるため，積
極的に手術を勧める．

　間欠性流涙を訴える例では，術前に通水テスト
を行って，鼻涙管狭窄や鼻涙管閉塞がないことを
鑑別しておく必要がある．鼻涙管の疎通障害も合
併していれば，結膜弛緩症の手術だけでは症状が
寛解しないことをよく説明し，鼻涙管の治療も勧
める．

　弛緩量が多く目立つ例でもなんら自覚症状を有
さない例も多い．症状のない例には手術を勧めな
いほうが良い．術式を後述するが，どのような方
法でも術後炎症は生じるものであり，術後の満足
度には個人差が大きい．また，高齢者では，マイ
ボーム腺機能不全や軽度の涙液減少等，不快感の
原因も多岐にわたるため，すべての眼不快感を取
り除くことは難しい．術者と信頼関係が築かれて
いないと，術後のトラブルに発展することもあ
り，症状，所見に加えて患者のキャラクターもよ
く鑑みて，手術適応を決めるべきである．

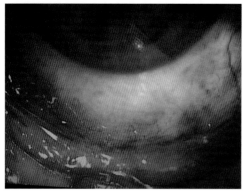

図 6. 強膜縫着法術後
輪部から約 8 mm の結膜嚢に 3 か所の縫着糸がみられる.

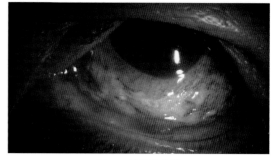

図 7. 焼灼法術後
焼灼部の結膜が白く壊死している.

術　式

現在までさまざまな方法が報告されているが, アルゴンレーザーを用いたり, 羊膜移植を併用したり, 抗凝固製剤を用いる等の方法は汎用性がないと思われ, そのような特別な器械や製材を必要としない方法としては, 強膜縫着法, 焼灼法, 切除縫合法が挙げられる. 以下に各術式の要約とコツを述べる. 臨床像で述べたように, 結膜弛緩症では結膜がテノン嚢を介して強膜から外れているため, 結膜を強膜に接着させることが, 根治的な術式となる.

1. 強膜縫着法

強膜縫着法は, 余剰結膜を可及的に結膜嚢に伸展し, 輪部から 8 mm 程度の位置で 3〜5 か所を強膜に縫着する方法である(図 6)[9]. Otaka らによるオリジナルの方法では, 術後炎症による結膜と強膜の癒着を期待して, 6-0 バイクリル糸を用いている[9]. 本法は円蓋部挙上によって結膜が押し上げられ弛緩結膜となっている例では特に有効で, Otaka らの報告も写真でみる限りそのような症例と思われ, 術後に結膜嚢が深く再建され, 弛緩結膜が解消されたと述べている. 強膜縫着法は, 点眼麻酔下で施行可能である. 結膜下注射麻酔を行うと結膜がふくれてしまい, 強膜に通糸しづらくなるため, 点眼麻酔が推奨される. 結膜切除の必要もなく, 術後の炎症は比較的軽度であり, 症例によっては両眼同時手術が可能である. 目立った合併症はないが, 術式の目的から糸の縫着部に肉芽形成が生じることもあるが, ステロイド点眼の継続により, 多くの場合は消失する. このように強膜縫着法は比較的行いやすい術式といえるが, 最大の難点は, 弛緩結膜が残ってしまうことである. 弛緩量が多い例ほど, より深い円蓋部, つまりより輪部から遠い位置で縫着する必要があるが, 無縫合手術に慣れた術者では, そのような位置で結膜上から強膜に通糸して縫合することが非常に難しいようである. しっかり円蓋部に伸展させて縫着しなければ, 下眼瞼に弛緩結膜が残ってしまう. 術式の簡便さに反して意外に難しい術式ともいえる.

2. 焼灼法

焼灼法は, 余剰結膜を鑷子で挟みバイポーラで焼灼融解させる方法である(図 7)[10]. 点眼麻酔下で行えるが, 術直後より広範囲の結膜上皮欠損が生じ, 術後炎症は比較的強い(図 8). 上皮化が完成するまで 1 週間程度要し, その間は疼痛もあり, 感染のリスクもある. また, この方法では結膜下のテノン嚢は, 特に厚くしっかりしている例では融解されない. したがって, 結膜と強膜の癒着は形成されず, 弛緩結膜の残存や再発が生じやすい. 弛緩結膜の量はある程度減らせるため, 角膜に乗り上がるような丈の高い例では, ある程度効果がある. また, 高齢者でテノン嚢が薄い場合も奏効することがあるが, 術前に改善度を予測することは困難である. また, 耳側や鼻側に丈が高い等, 弛緩量に不均衡性がある例でも, 結膜焼灼量がコントロールできない. 無縫合で行え, 手術時間も数分で済み, 手術方法としては簡便であるが, 他の術式に比べると不利な点が多いといえる.

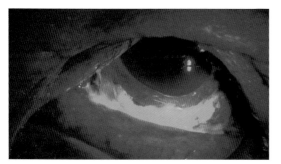

図 8. 焼灼法術後の結膜上皮欠損

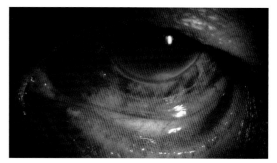

図 9. 切除縫合法術後
結膜端々縫合の糸がみえている.

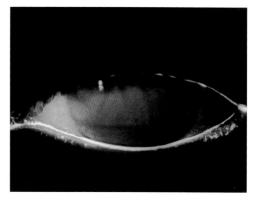

図 10. 図5の術後
涙液メニスカスが再建されている.

高周波ラジオ波メスを用いた焼灼法も報告されている. 細いニードル結膜下に刺入して焼灼を行う方法で, 結膜上皮欠損が生じず, 結膜下のテノン嚢の融解もある程度得られる可能性があり, 上皮面から焼灼するより術後炎症が少なく, 効果も高い可能性がある[11].

3. 切除縫合法

実臨床における結膜弛緩症では, 眼表面所見や自覚症状の悪化は涙液動態の変化によってもたらされることが多い. こういった臨床像から, Yokoiらは涙液動態の改善という観点で, 下眼瞼涙液メニスカスの再建を目的とした切除縫合法を報告している[12]. 切除縫合法は, 余剰結膜を可及的に結膜嚢に向かって伸展させ, 輪部から約2mmで弧状切開を行ったのちに, 結膜嚢側で余剰結膜の切除を行い, 切除断端を端々縫合するものである(図9). 術前後のフルオレセイン像を比べると, 下眼瞼の涙液メニスカスがきれいに1本に再建されていることがわかる(図10).

切除縫合法は, 術後に結膜上皮欠損を生じず, また, 強膜縫着法や焼灼法に比べると余剰結膜量に応じて切除できる利点がある. 中央下方に丈が高い, 耳側や鼻側に多い等, 弛緩量に不均衡性があるタイプでも同じ術式で対応できる点でも優れている. また, 結膜弛緩症では結膜がテノン嚢とともに強膜から外れているが, 本法では結膜切開部のテノン嚢を適切に切除することで, 結膜と強膜の癒着が得られ, 再発が生じにくい点で, 他の方法より理にかなっていると考えられる. 数百例を行ってきた筆者なりのコツを述べると, ①結膜と強膜の癒着を形成することを目的として行い, 結膜を切除しすぎないこと. 特に耳側や鼻側の切除量は, 逆方向に側方視させて生じる余剰分だけを切除するようにすると良い. ②結膜切開部=縫合部のテノン嚢は切除すること. ただし, 円蓋部側まで切除するとテノン嚢から出血しやすいため, 深追いはしない. ③下方半分の球結膜が終了時に平坦になることを意識して行うこと. 半月ひだがあれば切除したほうが良い. 円蓋部挙上例では, 強膜縫着法と切除縫合法を組み合わせて行うこともある. その場合は, 強膜縫着法で円蓋部を形成したのちに, 余剰結膜の量を見極めて切除を行うと良い.

縫合糸は8-0あるいは9-0程度のシルクやバイクリル等の吸収糸を用いるが, 術後1週間程度で抜糸しても問題ない. 耳側あるいは鼻側の結膜切除量が過剰だった場合, 術後早期の創離開をきたすことがある(図11). 眼軟膏の点入や眼帯装用の継続等で保存的に結膜上皮化させる.

いずれの方法でも, 術後はデキサメサゾン程度の力価のステロイドを使い, 消炎に努める. 抗菌剤の点眼は, 強膜縫着法と切除縫合法は終了時に

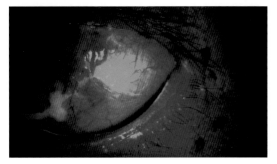

図 11. 切除縫合法でみられた耳側結膜の創離開

結膜上皮欠損がないため，1週間程度で終了でき
るが，焼灼法では結膜上皮化が得られるまで継続
する．糸の異物感や炎症に伴う疼痛もみられるた
め，抗生剤は眼軟膏でも構わない．術後炎症と疼
痛の管理は，術後の仕上がりと患者の満足度に非
常に重要である．

まとめ

結膜弛緩症は，中高年の眼不快感の原因という
だけではなく，臨床的意義の大きい治すべき眼表
面疾患である．適応をよく見極め，適切な外科的
介入を行うと満足度も高い．本稿が手術に取り組
む一助となれば幸いである．

文　献

1) Liu D：Conjunctivochalasis. A cause of tearing and its management. Ophthal Plast Reconstr Surg, **2**(1)：25-28, 1986.
2) Yokoi N, Komuro A, Maruyama K, et al：New surgical treatment for superior limbic kerato-conjunctivitis and its association with conjunctivochalasis. Am J Ophthalmol, **135**(3)：303-308, 2003.
3) Mimura T, Yamagami S, Usui T, et al：Changes of conjunctivochalasis with age in a hospital-based study. Am J Ophthalmol, **147**(1)：171-177, 2009.
4) Watanabe A, Yokoi N, Kinoshita S, et al：Clinico-pathologic study of conjunctivochalasis. Cornea, **23**(3)：294-298, 2004.
5) Meller D, Tseng SCG：Conjunctivochalasis：literature review and possible pathophysiology. Surv Ophthalmol, **43**：225-232, 1998.
6) Yokoi N, Komuro A, Nishii M, et al：Clinical impact of conjunctivochalasis on the ocular surface. Cornea, **24**(8 Suppl)：S24-S31, 2005.
7) Huang Y, Sheha H, Tseng SC：Conjunctivochalasis interferes with tear flow from fornix to tear meniscus. Ophthalmology, **120**(8)：1681-1687, 2013.
8) Vu CHV, Kawashima M, Yamada M, et al：Dry Eye Cross-Sectional Study in Japan Study Group. Influence of Meibomian Gland Dysfunction and Friction-Related Disease on the Severity of Dry Eye. Ophthalmology, 2018. pii：S0161-6420(17)32722-7.
9) Otaka I, Kyu N：A new surgical technique for management of conjunctivochalasis. Am J Ophthalmol, **129**(3)：385-387, 2000.
10) Kashima T, Akiyama H, Miura F, et al：Improved subjective symptoms of conjunctivochalasis using bipolar diathermy method for conjunctival shrinkage. Clin Ophthalmology, **5**：1391-1396, 2011.
11) Youm DJ, Kim JM, Choi CY：Simple surgical approach with high-frequency radio-wave electrosurgery for conjunctivochalasis. Ophthalmology, **117**(11)：2129-2133, 2010. doi：10.1016/j.ophtha.2010.02.023.
12) Yokoi N, Komuro A, Sugita J, et al：Surgical reconstruction of the tear meniscus at the lower lid margin for treatment of conjunctivochalasis. Adv Exp Med Biol, **506**(Pt B)：1263-1268, 2002.

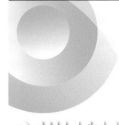

特集／角結膜疾患における小手術─基本手技と達人のコツ─

翼状片

冨田大輔[*1]　島﨑　潤[*2]

Key Words ： 翼状片(pterygium)，ハイリスク症例(high-risk cases)，有茎弁移植(pedicle conjunctival flap rotation)，遊離弁移植(conjunctival autograft transplantation)

Abstract ： 翼状片は日常診療において遭遇する機会の多い疾患の１つである．

ハイリスク症例(若年・再発例・進行が早い・充血が目立つ・線維化が強く肉厚な症例)は再発の危険性が高く，術前の評価を正しく行ったうえで，治療戦略を選ぶことが大事である．

手術は角膜内侵入組織と結膜下増殖組織を除去し，組織を再建することになる．翼状片の手術のポイントは，術後の結膜下組織の増殖をいかに抑えるかに尽きる．特に筆者の施設では，切除部の再建に関しては，有茎弁移植・遊離弁移植(通常の縫合法と，生理的組織接着剤の使用)の３つの方法で行っているので，ポイントを説明する．またハイリスク症例においては，術中にマイトマイシンＣ塗布や羊膜移植等の併用を行っている．再発例は初発例より結膜下組織の増生が強い等，病態が異なり手術は難しくなるため，初回手術での再発させない対策が重要である．

はじめに

翼状片は日常診療において遭遇する機会の多い疾患の１つである．その原因については，未だに明らかではないが，紫外線との関連については以前から推測されている．

組織学的には，結膜下組織の異常増殖による角膜への侵入を本態とする疾患である．翼状片の先端部は角膜上皮基底膜と Bowman 層との間に線維芽細胞が侵入し，進行すると基底膜の断裂，消失，Bowman 層の破壊・消失が認められる．

そのため，手術は角膜内侵入組織と結膜下増殖組織を除去し，組織を再建することになる．

翼状片の手術のポイントは，術後の結膜下組織の増殖をいかに抑えるかに尽きる．そのために，

[*1] Daisuke TOMIDA, 〒272-8513　市川市菅野 5-11-13　東京歯科大学市川総合病院眼科，講師
[*2] Jun SHIMAZAKI, 同，教授

術前の評価を正しく行ったうえで，治療戦略を選ぶことが大事である．当科では，初発例，再発例，瞼球癒着や眼球運動障害を伴っているものに分けて，さまざまな手術方法を選択している．本稿ではそれらについて自験例を交えて述べたい．いずれの場合でも自己結膜をなるべく残す，結膜下の増殖組織を可能な限り除去することが重要である．

また細かい手術の手順や基本的操作(麻酔，止血，制御糸等)は成書を参照していただきたい．

所見と手術適応

初期の翼状片は，鼻側輪部に小さな灰色の角膜混濁を認め，徐々に結膜組織の増生が進み，三角形を成して角膜上に侵入していく．角膜内の侵入がわずかな場合には，自覚症状に乏しい．翼状片が小さいと，自覚症状の多くは，充血や異物感である．特に充血は飲酒や入浴等で顕著になる．異物感は隆起した病変に対する機械的な刺激だけで

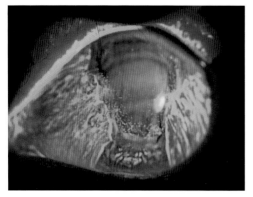

図 1.
翼状片に沿ってメニスカスを形成. 周辺は
上皮障害を認める.

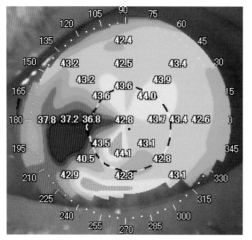

図 2. 瞳孔領にかかる大きな翼状片

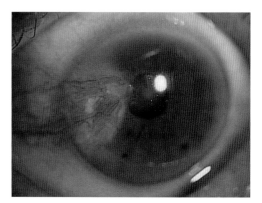

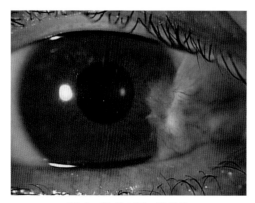

図 3. 図2の症例の角膜乱視

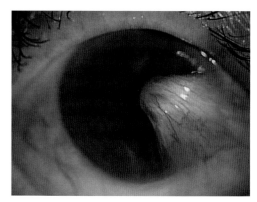

図 4. 瞳孔領を覆う翼状片

図 5. 18歳の厚い翼状片

なく,涙液層の不安定化に伴って生じる(図1).
角膜内侵入が2mmを超えたら手術を考えるのが
一般的である.進行すると,視力低下をきたすが
(図2, 3),これは侵入部のフラット化による不正
乱視によるものが多い.さらに進行すると,翼状

片組織そのものが瞳孔領を覆い高度な視力障害を
伴う(図4).

翼状片手術の適応について考える重要な要素の
1つに,再発の危険性が挙げられる.術後の再発
の危険性は,若年(50歳未満),再発症例,進行が
早いもの,血管の拡張・蛇行が目立つもの,線維
化が強く肉厚なものがある.手術前に,再発のリ
スクを患者に説明したうえで,ハイリスク症例に
関しては,慎重に手術適応と対策を決めるのが望
ましい.

特に10代の若年者で,整容的な症状にて手術を
希望して来ることが多いが,術後の再発の危険
性,切除部位の瘢痕や充血は完全に消えないこと
を説明し,よく相談したうえで手術を決定するこ
とが大事である(図5).

術式とその選択

手術方法に関しては,術式のバリエーションは
多いが,再発のリスクに応じて選択をすることが

基本である．特に，再発の危険性が高い症例には注意が必要である．再発翼状片は症状・所見の多彩さから初発翼状片とは異なったアプローチが必要である．

初発翼状片

初発例では，単純切除と切除部の再建の2つの大きな工程に分けられる．単純切除は容易であるが，再発率が非常に高い．そのため，再発率を下げるために，切除部位の再建が必要になる．当院では結膜弁移植を行っているが，これは切除部を正常の自己結膜組織で覆う方法である．これにより，切除部位が速やかに被覆されるため，炎症の沈静化・増殖の抑制等が期待される．特に切除後の結膜弁移植の方法について，3つのパターンについて説明する．以下，各手術におけるポイントを述べる．

1．翼状片組織の切除

①翼状片体部に局所麻酔後，角膜輪部あたりで頭部を離断する．

②結膜と結膜下増殖組織を剥離していく．結膜に穴等を開けないよう，なるべく傷つけないように注意する．結膜や増殖組織を保持し，互いに逆方向に引っ張りあいながら，十分に引き出していく．

③内直筋・上下直筋に注意しながら，強膜と結膜下増殖組織を剥離していく．特に直筋周囲は出血により視野の確保が困難になることがあるので，適宜止血しながら確実に増殖組織を引き出していく．

④初発では増殖組織はそう多くないが，厚みのない平滑で健常にみえるテノン嚢につながる辺りまで十分に切除する．

2．角膜上の線維組織の除去

①先端部では角膜上皮基底膜とBowman層との間に線維芽細胞が侵入している．角膜上皮を周辺から剥離していくと，上皮ごと除去できる．

②進行すると基底膜の断裂，消失，Bowman層の破壊・消失を認めるため，一塊に除去すること

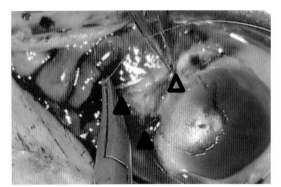

図 6.　有茎弁移植の術中写真
手前2か所（▲）を縫合し，鑷子でテンションをかけて（△）縫う．

は難しい．残存した部分はゴルフ刀で擦過除去し，なるべく表面を平坦にする．その際に，ゴルフ刀で角膜実質を不必要に削らないように気をつける．

3．自己結膜有茎弁移植

切除部位に隣接する結膜を移動させる方法である．遊離弁移植に比較し，結膜弁の血流が保たれているため，術後の浮腫が少なく，結膜部離開のリスクも少ない．ただし，正常結膜を切断するため，将来濾過手術等の可能性がある場合には注意が必要である．結膜弛緩等，結膜の余剰が多い高齢者は良い適応である．

①残した結膜を輪部方向へ寄せてきて，不足部位の程度等を確認する．この際に，正常組織を無理矢理引っ張りすぎないことが大事である．高齢者で結膜弛緩症等を併発している場合には，輪部に沿って下方に結膜を切開する．その際，切開した部位が，仕上がりにおいてどこに当てはまるかをイメージしておくと，仕上がりが綺麗になる．

②有茎弁の先端の角に合わせて8-0バイクリルで縫着する．先端を2か所縫合したうえで，輪部側は輪部からわずかに離して縫着するほうが良い（図6-△）．反対側（図6-▲）を縫う際には，きちんと有茎弁を伸ばして，テンションをかけた状態で強膜に縫着する．周囲の結膜とは必要に応じて縫着していく．

③最後は結膜下にリンデロン®注射をし，治療用コンタクトレンズ（MUCL）をのせて終了する．

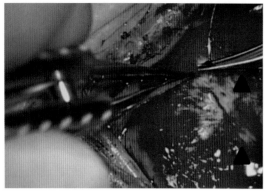

図 7. 遊離弁移植の術中写真
輪部側2か所(▲)を縫合し，鑷子でテンションをかけて縫う．

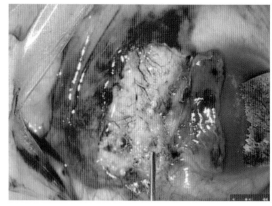

図 8.
A剤とB剤を混ぜないよう，それぞれに塗布する．

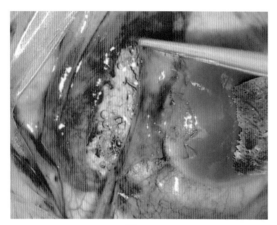

図 9.
丁寧に結膜弁を貼り付ける．

4. 自己結膜遊離弁移植①

結膜弁を他の部位から移動させてくる方法である．有茎弁移植に比較して，縫合の数が多くなるが，瘢痕の少ない治癒を得られるのが遊離弁移植のメリットである．若年〜高齢者まで，ある程度の症例でも一定の手際で手術が行えるのもメリットである．

①残した結膜を輪部方向へ寄せてきて，露出部位の大きさを確認する．この際に，あまり露出部位を大きくしすぎないように，最初の結膜切除は必要最小限にしておくほうが良い．

②露出部位のサイズに応じて，患眼の遊離結膜弁をマーキングする(鼻側翼状片の場合は上耳側)．この際に，表裏もわかるようにピオクタニン等でマーキングすると良い．27ゲージの鋭針で結膜下にキシロカイン®注射し，結膜とテノ

ンを分離してから，結膜弁を採取すると，テノン嚢の損傷を少なくすることができる．採取した部位のテノン嚢は止血以外の処置をする必要はない．

③遊離弁の四隅を残存結膜の角に合わせて8-0バイクリルでピンと張るように縫着する(図7)．この際に，移植片の収縮を防止するために，強膜にも通糸を行う．

④最後は結膜下にリンデロン®注射をし，治療用コンタクトレンズ(MUCL)をのせて終了する．

5. 自己結膜遊離弁移植②(生理的組織接着剤使用)

基本術式は「4. 自己結膜遊離弁移植①」と同様である．これの遊離結膜弁縫合の代わりに，生理的組織接着剤であるベリプラスト®を使用することで，無縫合で手術を施行でき，患者の術後の疼痛や炎症の軽減に貢献した術式である．血漿分画製剤を使用するにあたって，①血液製剤であり，患者の同意書が必要，②2剤を混ぜるとすぐに接着するということを覚えておく必要がある．

①残存した結膜を無理なく，寄せて，全体像を把握する．前述のように結膜弁を採取する．

②あらかじめ結膜を寄せておいたうえで，露出強膜の上にA剤(フィブリノゲン末)を塗布する．裏返した結膜弁を角膜上において，裏面にB剤(トロンビン末)を塗布する(図8)．そのうえで，両手で鑷子を持って，丁寧に上皮面を表にしてできるだけ皺が寄らないように置いて(図9)，綿棒や鑷子を用いて伸ばす．結膜が接着してき

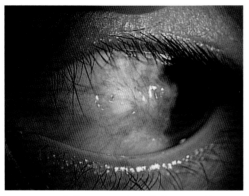

図 10. 広範囲な瘢痕化を伴う再発翼状片

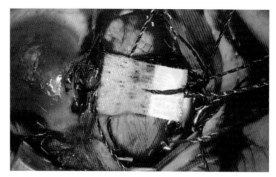

図 11. フォルテシート®を用いて MMC を塗布

た場合には，適宜接着剤を追加していく．
③最後は結膜下にリンデロン®注射をし，治療用
　コンタクトレンズ（MUCL）をのせて終了する．

再発翼状片

　再発例の特徴としては，結膜組織の瘢痕化と結膜
下増殖組織が厚く広範囲であることである（図10）．
これらをいかに慎重に治療するかが手術のポイ
ントとなる．

1．瘢痕化した結膜の処理

　結膜組織の瘢痕に関しては，丁寧に剝離してい
くのみである．初発翼状片同様に，頭部で切断し
た後に，そこを足がかりに，丁寧に結膜と強膜を
剝離していく．瘢痕の強さや性状は初回手術に大
きく影響され，瘢痕化した結膜下に直筋を巻き込
んでいたりする可能性もあるため，極力組織を切
る操作よりも，剝離していくような操作を心がけ
る．

2．増殖組織の切除

　結膜と増殖組織を剝離した後，増殖組織を切除
する．視野の確保が難しい場合には，制御糸をか
けるのも選択肢である．また，出血が多い場合に
は，希釈したボスミン®等も有用である．初発と
違い増殖組織と強膜の癒着が強いため，切断と剝
離の操作を使い分け，強膜をできるだけ傷つけな
いようにする．翼状片の範囲以上に増殖組織が広
がっていることがあるので，できるだけ切除す
る．この際に，結膜や直筋を傷つけないように気
をつける必要がある．

3．ハイリスク症例に対する線維増殖抑制

　初発例においても，前述したように若年者等ハ

イリスクな症例はある．また，再発例は基本的に
ハイリスク例であり，再々発が容易に予想される
ため，術後の線維増殖を十分に抑制する必要があ
る．このような場合にマイトマイシン C（MMC）
を用いることが一般的である．実際には，0.04%
に希釈した MMC を MQA スポンジ片に浸み込ま
せて結膜下の fornix 側へ押し込み 3 分間留置後，
300 ml 程度の生理食塩水で洗い流す．当院では，
MQA スポンジ片の迷入等を予防する目的でフォ
ルテシート®を使用している（図11）．

　当然，初発例のすべての症例に組み合わせて
も，効果的はあると思われるが，我々の施設では
特にハイリスク症例のみ使用している．これは，
MMC には常に強膜融解の合併症のリスクがゼロ
ではなく，リスクとリターンのバランスを考慮し
ての判断である．

4．組織の再建

　瘢痕組織を除去すると，往々にして結膜の欠損
が大きくなる．そのため，遊離結膜弁や有茎弁で
は結膜が足りなくなることがある．それを補うた
めに羊膜移植を施術する．羊膜を使用することで
瘢痕抑制・線維化抑制効果が期待できること等も
あり，積極的に使用している．

①輪部のほうへ残存結膜を寄せてきて，比較的肉
　厚の異常にみえる部分を切除する．再発の場合
　は異常結膜の範囲も広くなりがちだが，異常組
　織はしっかりと切除する．
②強膜が露出された範囲に羊膜を敷く．強膜にも
　通糸して羊膜全体がピンと張った状態になるよ
　うにして，輪部および周囲の結膜に縫着する．
　羊膜移植の場合には，羊膜上に結膜上皮が伸展

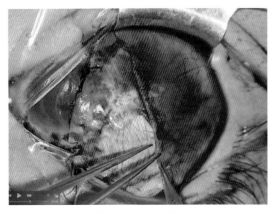

図 12. AMT 併用

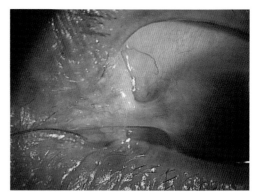

図 13. 外転障害を伴う左眼再発翼状片

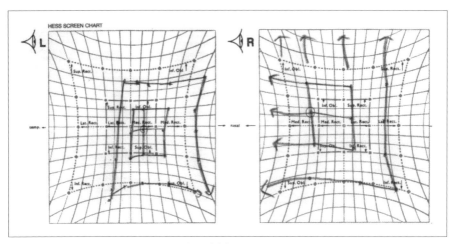

図 14. 図 13 症例の Hess チャート

するように，結膜下に羊膜を滑らせて強膜ととも
もに縫う必要がある（図 12）．

その他のパターン

1．眼球運動障害を伴う場合

　結膜下組織の増生が強く眼筋を巻き込んだり，
結膜の瘢痕が強い場合に眼球運動障害が出現する
ことがある．重症の再発例では内直筋だけでな
く，下斜筋や下直筋が巻き込まれている場合も経
験される．術前に眼球運動制限を把握するために
は Hess チャートが有用である．術中に眼筋を高
度に損傷すれば術後に眼球運動障害を生じ，複視
をきたすこともある．増殖組織との剥離を進める
ときに，斜視鈎を眼筋にかけ，常に筋線維を確認
しながら，筋付着部を剥離していくことが重要で
ある（図 13，14）．

2．Double head

　耳側と鼻側の両側から翼状片が張り出している
例がときどきある（図 15）．こういう例では有茎弁
移植と遊離弁移植の組み合わせ，あるいは羊膜移
植を用いる．

3．偽翼状片

　偽翼状片の場合でも基本的な手術の方針は同じ
である（図 16）．ただし，偽翼状片のほうが結膜下
の角膜融解が強く，術後の不正乱視が術後の視機
能に影響を及ぼす可能性が高い．

術後管理

　MUCL は角膜上皮欠損に伴う疼痛予防や角結
膜の上皮化促進のためにのせる．上皮化が得られ
れば外して良く，通常 1 週間程度である．
　術後炎症の抑制は再発抑制につながるため術後

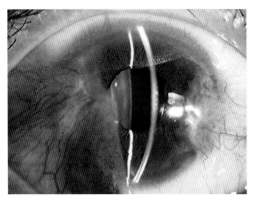

図 15. 両側から入ってきた翼状片

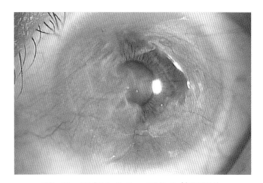

図 16. 両側から入ってきた偽翼状片

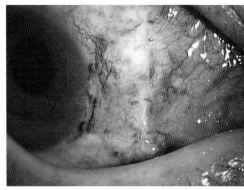

a | b

図 17.

術翌日(a)と術後 2 週間で抜糸を施行. その後 1 か月目(b)

点眼も重要である. 眼圧上昇等の副作用がないか
ぎり 0.1%デキサメサゾンを 1 か月程度使用し,
充血の改善とともに, 0.1%フルオロメトロンに切
り替えていく. トラニラスト(リザベン®)を追加
することもある. 縫合糸に関しては, 術後2~3週
間後に結膜の接合部が上皮化していれば, 抜糸し
ていく. 抜糸することにより, 充血や異物感が改
善される(図 17).

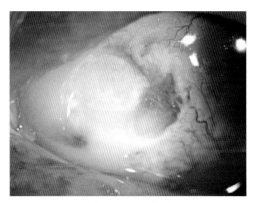

図 18. 強膜融解

その他, 術後合併症

1. 切除部の瘢痕・肉芽形成

ある程度の瘢痕形成は避けられないが, 過度の
場合は外見上問題となるうえに, 瞼球癒着や眼球
運動障害を引き起こすことがある. 肉芽形成もと
きにみられ, ともに程度がひどい場合は外科的処
置が必要となる.

2. 強膜潰瘍・強膜融解

強膜潰瘍および強膜融解は単純切除で強膜を露
出させたままにしておくと起こりやすいため, 結
膜で覆うようにする. また MMC 使用の際に注意
すべき合併症である. 特に複数回手術の場合に
は, 過去に MMC の使用歴があるか等, 情報を事
前に確認する必要がある. 菲薄化が進行し, ぶど
う膜の脱出が懸念される場合は外科的処置が必要
で, 強膜移植や表層角膜移植が行われるが多くの
場合難治である(図 18).

まとめ

　翼状片の手術に対するポイントを，当科で行っている方法を中心に述べた．翼状片は日常診療でもよくみられ，偽翼状片も含めるとたいへんバラエティに富んだ疾患である．一方で，決まった術式があるわけでなく，その選択が大事である．翼状片は，切除するだけであれば誰にでも行える容易な手術であるが，合併症を防止して再発を少なく抑えるには，術前の病態の理解と適切な術式の選択が欠かせないといえる．

Monthly Book

OCULISTA
オクリスタ

2020. **3** 月増大号
No.

84

眼科鑑別診断の
勘どころ

眼科における**鑑別診断にクローズアップした増大号！**
日常診療で遭遇することの多い疾患・症状を中心に、**判断に迷ったときの**
鑑別の"勘どころ"をエキスパートが徹底解説！

編集企画

柳　靖雄 旭川医科大学教授
2020年3月発行　Ｂ５判　182頁　定価5,500円（本体5,000円＋税）

目 次

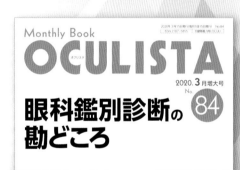

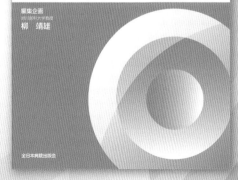

全日本病院出版会
www.zenniti.com

〒113-0033 東京都文京区本郷 3-16-4　Tel：03-5689-5989
Fax：03-5689-8030

MB OCULI. No. 106：32−36, 2022

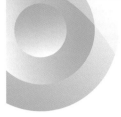

特集／角結膜疾患における小手術─基本手技と達人のコツ─

瞼板縫合術（タルゾラフィー）

OCULISTA

横川英明*

Key Words： 一時的瞼板縫合術（temporary tarsorrhaphy），永久的瞼板縫合術（permanent tarsorrhaphy），兎眼角膜症（exposure keratopathy），顔面神経麻痺（facial palsy），神経障害性角膜症（neurotrophic keratopathy）

Abstract：瞼板縫合術（tarsorrhaphy）の目的は，上下の瞼板を縫合することで角膜の露出を抑制し，角膜上皮を保護することである．兎眼角膜症，神経障害性角膜症，放射線角膜症等の難治性眼表面疾患において，瞼板縫合術は，角膜上皮の環境を整える手段の1つである．瞼板縫合術の種類には，一時的瞼板縫合術と永久的瞼板縫合術がある．一時的瞼板縫合術は短期的な閉瞼効果が得られる．長期的不可逆的な問題のある症例に対して，永久的瞼板縫合術は長期的な閉瞼効果をもたらす．

瞼板縫合術の目的

瞼板縫合術（tarsorrhaphy：タルゾラフィー）とは，上下の瞼板を縫合することで，角膜の露出を抑制する術式である．瞼板縫合術の目的は，角膜への乾燥の防止効果と，瞬目摩擦の防止効果によって，角膜上皮を保護することである．瞼板縫合術の種類には，一時的瞼板縫合術（temporary tarsorrhaphy）と永久的瞼板縫合術（permanent tarsorrhaphy）がある．遷延性角膜上皮欠損の多数例において，瞼板縫合術の上皮化成功率は90％以上と報告されている[1]．瞼板縫合術と似た閉瞼効果を期待する他の手段としては，アイパッチやテーピング，上眼瞼へのボツリヌス毒素注射，上眼瞼延長術等がある[1]．

一時的瞼板縫合術

一時的瞼板縫合術では短期的な閉瞼効果が得られる（図1, 2）．局所麻酔として円蓋部と皮下に浸潤麻酔を行う．糸が眼瞼皮膚にめり込まないように点滴チューブを半割したもの等を枕に用いて，5-0のナイロン，プロリン，シルク糸等の非吸収糸で上下の瞼板を通してマットレス縫合を行う[1~5]．手順としては，①両端針を枕に通しておく，②上瞼縁から約5 mmの部位へ通糸，③瞼板内にしっかりと通糸しマイボーム腺開口部付近から糸を出す，④下眼瞼も同様に通糸，⑤下眼瞼のチューブ上で結紮という具合に行う．結紮を蝶結びにしておけば，必要時に糸を緩めて角膜の観察が可能である．中央もしくは耳側に行う．通糸位置に注意が必要であり，糸は瞼板にしっかり通すが，後ろすぎて角膜をこすらないようにする．3～4週程度で角膜の状態が良くなれば，抜糸を行う．合併症として，早期離開，糸が角膜側に露出して角膜をこする，皮膚の肉芽形成や瘢痕，睫毛乱生，瞼縁不整等が挙げられる．他の術式として，枕を用いずに，糸を前葉に通さず，マイボーム腺開口部から後葉のみに通すことによる術式も報告されている[3)6)]．

* Hideaki YOKOGAWA, 〒920-8641　金沢市宝町
13-1　金沢大学附属病院眼科，助教

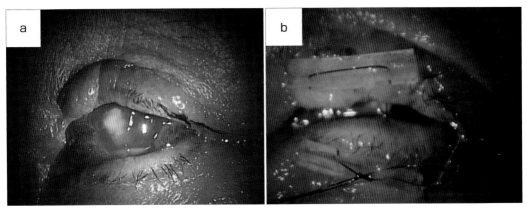

図 1. 70 歳，女性．兎眼角膜症に対する一時的瞼板縫合術
a：4 か月前に左上眼瞼腫瘍に対する手術を受け，左兎眼があった．細菌性角膜潰瘍を発症した．
b：抗菌薬治療で角膜潰瘍は改善傾向にあったものの上皮欠損が遷延したため，枕（点滴チューブを半割したもの）と 5-0 ナイロン糸を用いた一時的瞼板縫合術を施行した．上皮化が得られ，瞼板縫合術後 1 か月で抜糸を行った．

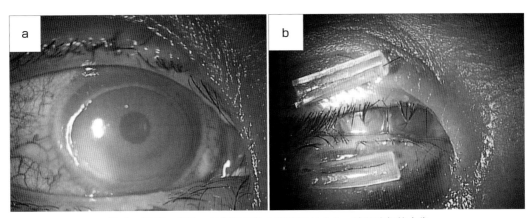

図 2. 40 歳，男性．神経障害性角膜症に対する一時的瞼板縫合術
a：4 か月前に交通事故で頭部外傷を受けて中枢性の三叉神経麻痺となり，角膜知覚が低下していた．遷延性角膜上皮欠損を生じた．
b：緊急で，一時的瞼板縫合術＋上下の涙点閉鎖を行った．速やかに上皮化したため，瞼板縫合術後 2 週で抜糸を行った．

永久的瞼板縫合術

　長期的に不可逆的な問題のある症例に対して，長期的な効果を期待して，永久的瞼板縫合術が行われる．対面する瞼縁上皮を切除して，後葉同士，前葉同士をそれぞれ縫合すると，瞼縁の癒着が得られる[1)2)7)8)]（図 3）．適応決定にあたっては，整容面への影響に考慮し，十分な説明が必要である．永久的瞼板縫合術を耳側 1/4〜1/3 で行えば，角膜保護効果と同時に，視力確保ができる（図 4，5）．将来もし必要があれば，癒着部を切り離せば開瞼可能である．合併症として，早期離開，睫毛乱生，

将来切り開いたときの瞼縁不整等が挙げられる．他の術式として，一方の瞼板を他方の眼瞼にはさみこんで強固に癒合させるような切り離し困難な術式もある[1)8)]．

瞼板縫合術の適応

　瞼板縫合術の代表的な適応疾患は，兎眼角膜症（exposure keratopathy），神経障害性角膜症（neurotrophic keratopathy），放射線角膜症等の難治性眼表面疾患である．難治性眼表面疾患において，瞼板縫合術は，角膜上皮の環境を整える多角的なマネジメントの 1 つという位置づけであ

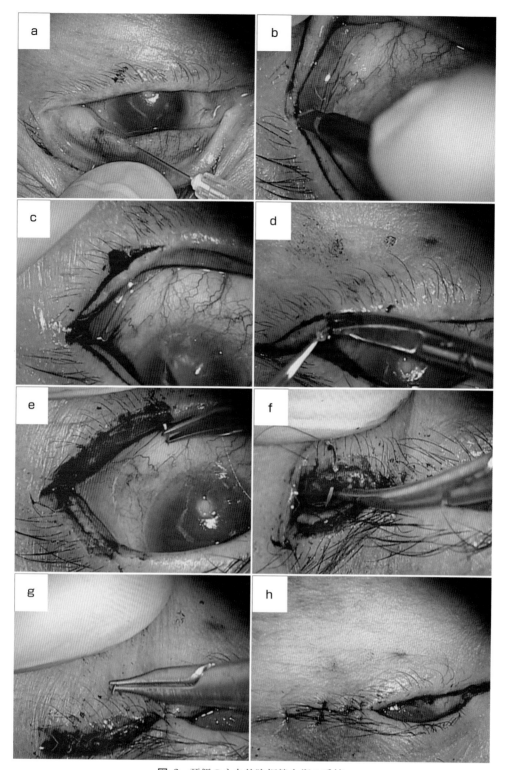

図 3. 耳側の永久的瞼板縫合術の手技

a：局所麻酔として円蓋部と皮下に浸潤麻酔を行う.

b，c：マイボーム腺開口部よりもわずかに前の灰白線(gray line)より，メスで前葉と後葉と
　を分離するように切開を入れる.

d：スプリング剪刀で瞼縁上皮を切除する.

e，f：8-0バイクリルで上下の後葉(瞼板)同士を3か所程度縫合する. マイボーム腺開口部
　付近から糸を出すようにし，糸が眼球側に突出しないように気を付ける.

g，h：8-0バイクリルで上下の前葉同士を3か所程度縫合する.

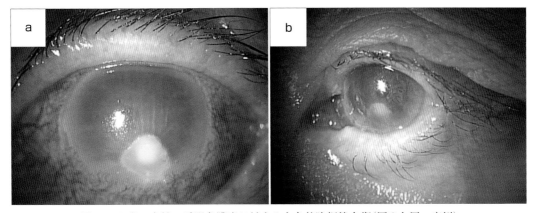

図 4. 88 歳, 女性. 兎眼角膜症に対する永久的瞼板縫合術（図 3 と同一症例）
a：20 年前より顔面神経麻痺による左兎眼があり, 細菌性角膜潰瘍を発症した.
b：抗菌薬の頻回点眼で角膜潰瘍は軽快した. 耳側 1/3 の永久的瞼板縫合術を施行したところ,
　閉瞼時に角膜が瞼に覆われるようになった.

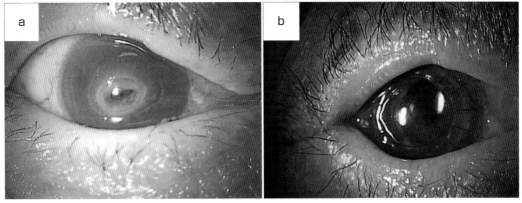

図 5. 78 歳, 女性. 放射線と神経障害性の角膜症に対する永久的瞼板縫合術
a：8 年前に右上顎～頭蓋底の癌に対して放射線治療を受けた. 1 年前に右眼部帯状疱疹の
　加療を受けた. その後, 右角膜穿孔を生じた.
b：治療的全層角膜移植と同時に永久的耳側瞼板縫合術と上下の涙点閉鎖を施行した. 全層
　移植後の再穿孔のリスクを減少させるためには, 角膜上皮の環境を整えることが必要である.

る[9]. 治療の第一歩は点眼の見直しである. NSAID 点眼や緑内障点眼等, 眼表面への毒性のある点眼を中止して, 防腐剤フリーの人工涙液や抗菌薬眼軟膏を使用する. そのうえで, 瞼板縫合術を含むさまざまな手段（瞼板縫合術, 血清点眼, アイパッチ, 治療用 SCL 装用, 羊膜移植, 涙点閉鎖等）のうちから, 必要なものを選択して用いる. 永久的瞼板縫合術の適応決定にあたっては, 整容面への影響を考慮する.

兎眼角膜症

兎眼角膜症では, 角膜上皮が露出して乾燥するために, 角膜上皮障害をきたす. 外傷・熱傷, 手術（図 1-a）, 顔面神経麻痺（facial palsy）（図 4-a）, 甲状腺眼症等が兎眼性角膜症の原因となる. 顔面神経麻痺では, 角膜知覚低下, 涙液分泌減少, 眉毛下垂, 下眼瞼下垂・外反を伴う. 顔面神経麻痺の原因として Bell 麻痺, 帯状疱疹ウイルス, 聴神経腫瘍等が挙げられる. 陳旧性顔面神経麻痺による下眼瞼下垂・外反に対して, 下眼瞼を外側へ引っ張り上げる lateral tarsal strip 等が行われることがある[2]. 兎眼角膜症で, 実質瘢痕や穿孔を起こした場合には, 重篤な視力障害をきたす. 角膜障害が重症の場合に, 瞼板縫合術が行われる.

神経障害性角膜症

　神経障害性角膜症は，角膜の知覚神経である三叉神経が中枢または末梢で障害されて起こる．原因として，末梢性の障害ではヘルペス性角膜炎，糖尿病による末梢神経障害，LASIK 術後，全層角膜移植後等があり，中枢性の障害では外傷や脳外科手術による三叉神経障害等がある．角膜知覚が低下すると瞬目が減少するため眼表面が乾燥し，涙液分泌が減少する．三叉神経由来の神経栄養物質の欠乏も上皮障害をきたす．神経障害性角膜症の Mackie 病期分類では，stage 1 で点状表層角膜症，stage 2 で遷延性上皮欠損(図 2-a)，stage 3 で実質融解・穿孔(図 5-a)が認められる．手術として，涙点閉鎖が行われ，特に stage 2 以上で瞼板縫合術が考慮される[9][10]．なお，神経障害性角膜症に対する新しい治療として，ヒト神経成長因子 cenegermin 点眼や，角膜知覚再建術が報告されている[10][11]．

文　献

1) Cosar CB, Cohen EJ, Rapuano CJ, et al：Tarsorrhaphy：clinical experience from a cornea practice. Cornea, **20**：787-791, 2001.

2) Sohrab M, Abugo U, Grant M, et al：Management of the eye in facial paralysis. Facial Plast Surg, **31**：140-144, 2015.

3) 加治優一：瞼板縫合．眼科プラクティス 19．外眼部手術と処置(大鹿哲郎，田野保雄，樋田哲夫ほか編)，文光堂，pp. 110-111，2008.

4) 山口昌彦：タルゾラフィー．眼科プラクティス 13．角膜外科のエッセンス(坪田一男，田野保雄，樋田哲夫ほか編)，文光堂，p. 167，2007.

5) 宇野敏彦：瞼板縫合術．眼診療プラクティス，**63**：57，2000.

6) Thaller VT, Vahdani K：Tarsal suture tarsorrhaphy：Quick, safe and effective corneal protection. Orbit, **35**：299-304, 2016.

7) Nemet AY：Augmentation of lateral tarsorrhaphy in lagophthalmos. Orbit, **33**(4)：289-291, 2014.

8) Stamler JF, Tse DT：A simple and reliable technique for permanent lateral tarsorrhaphy. Arch Ophthalmol, **108**：125-127, 1990.

9) Trinh T, Santaella G, Mimouni M, et al：Assessment of response to multimodal management of neurotrophic corneal disease. Ocul Surf, **19**：330-335, 2021.

10) Chang BH, Ewald MD, Groos EB Jr：Neurotrophic keratitis. In：Krachmer JH, Mannis MJ, Holland EJ, editors. Cornea, pp. 946-953, Elsevier Mosby, Philadelphia, 2021.
   Summary　角膜の代表的な教科書．2021 年に第 5 版が出た．

11) Giannaccare G, Bolognesi F, Pellegrini M, et al：Corneal Neurotization：A Game-Changing Surgical Procedure for Neurotrophic Keratopathy. Cornea, 2021 Epub ahead of print.

MB OCULI. No. 106：37－43, 2022

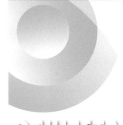

結膜囊腫（囊胞）

西野　翼*

Key Words： 結膜囊腫(conjunctival cyst)，生体染色(vital staining)，低侵襲治療(minimally invasive surgery)，全摘出(complete removal)，十字切開(large cross incision)

Abstract： 結膜囊腫（囊胞）は，眼科外来診療においてしばしば遭遇する良性病変である．保存的に様子をみる場合もあるが，異物感等の眼症状や整容上の問題がある場合には外科的治療が必要となる．穿刺や摘出を試みることが一般的であるが，再発を防ぐためには被膜を含む全摘出が必要である．インドシアニングリーン等の染色液を用いて可視化することにより，確実に囊胞壁を同定し，一塊として摘出するのは有効な方法の１つである．また，結膜小切開法や結膜十字切開法等の，より簡便な方法も提唱されている．

はじめに

　結膜囊腫（囊胞・conjunctival cyst）は日常診療で時折遭遇する，眼表面疾患の１つである．球結膜にみられる半透明なドーム状の隆起性病変が特徴的である（図1-a）．本稿では，結膜囊胞の治療法について，筆者の外科的治療の適応の判断，またいくつかの手術方法を紹介する．

結膜囊胞とは

　結膜囊胞は，眼科外来診療において比較的遭遇する良性病変の１つである[1]．偶然，無症候性にみつかる場合もあるが，瞬目時の摩擦や，囊胞によって生じた異所性メニスカスが涙液層・角結膜上皮障害を起こすことにより，異物感や流涙を訴えて来院する場合が多い．原因の明らかでない特発性のものと，外傷や翼状片，斜視等の手術後に生じる後天性のものがあり，結膜上皮組織が結膜の粘膜固有層に迷入することが原因と考えられる

（図1-a）[2]．結膜囊胞37眼中，明らかな外傷や手術歴があったものは４眼のみであったとする報告がある[3]．病理組織学的には，囊胞の内腔を結膜上皮由来と考えられる，1〜2層の上皮細胞が覆っていることが特徴である．患者はしばしば異物感や整容面での治療を期待して来院する．細隙灯顕微鏡では，白〜黄色半透明なドーム状の結膜隆起性病変として観察される．前眼部光干渉断層計（anterior segment optical coherence tomography：AS-OCT）では，内腔が不均一な高反射を示す[4]．囊胞の内容物が水分のみならず，ケラチンやムチン等を含む粘性のある液体である可能性が考えられる．治療としては，全摘出が推奨されている．

結膜囊胞の類似疾患

1．結膜リンパ管拡張症

　結膜リンパ管拡張症は，結膜のリンパ管が拡張して囊胞状となり，透明な浮腫状隆起をきたす病変である（図1-b）．大きな単発の囊胞としてみられる場合や，数珠状に隆起している場合がある．組織学的には拡張したリンパ管の内腔は１層の内

* Tsubasa NISHINO, 〒930-8550　富山市西長江2-2-78　富山県立中央病院眼科／〒920-8641　金沢市宝町13-1　金沢大学附属病院眼科

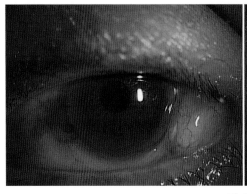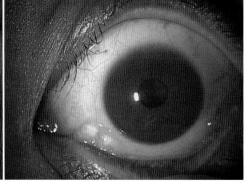

図 1.

a│b

a：特発性の結膜嚢胞の 1 例
b：結膜リンパ管拡張症の 1 例

皮細胞に覆われており，リンパ液で充満されている．細隙灯顕微鏡では，結膜嚢胞との鑑別が困難な場合がある．AS-OCT では，結膜嚢胞の内腔が不均一な高反射を示すのに対して，結膜リンパ管拡張症は明らかな低反射を示すことから，両者の鑑別が可能となりうる．確定診断には病理組織学的検査を要する．

2．涙腺貯留嚢胞

涙腺貯留嚢胞は，涙腺の導管開口部の閉塞に続発し，涙液が導管内に貯留して形成される．前眼部の慢性的な炎症疾患に合併することが多く，血管侵入が多いとされる[5]．副涙腺由来の貯留嚢胞は，円蓋部に存在する Krause 腺の導管開口部付近に生じる場合が多い．

結膜嚢胞の治療法

1．経過観察，保存的加療

異物感等の患者の訴えが全くなく，しかも整容的にも問題がない場合には経過観察のみで良いと思われる．軽度の異物感であれば，瞬目時の摩擦を軽減するために人工涙液の 1 日数回の点眼，摩擦による眼表面の炎症を考慮して低力価ステロイド点眼を 1 日 2 回行うことは，ある程度有効な場合がある．

2．結膜嚢胞穿刺

異物感等の訴えで来院した結膜嚢胞の患者に，外来でまず一度は試してみたい方法である．結膜嚢胞，結膜リンパ管拡張症のいずれにおいても，結膜穿刺のみで完治する場合がある．通常，異物感が瞬時に消失する．簡便であるため，外来でよく行われるが，多くの症例において 1〜2 日で再発を認める．原因としては，ほとんどの嚢胞壁が残存するため，容易に嚢胞壁が修復され，内腔が再度形成し，その上皮からの分泌物が再度貯留することが考えられる．再発しやすいことを十分に患者に説明しておく必要がある．再診時に再発していれば，患者も納得して次の外科的治療へと進むことができる．

＜実際の術式＞

手技は極めて簡単で，オキシブプロカイン塩酸塩（ベノキシール®）で点眼麻酔をした後に，開瞼器を装着し，細隙灯顕微鏡にあごを固定する．その後，20〜23 G 程度のやや太めの針を嚢胞内に刺入する．容易に内容物が排液されて，嚢胞が虚脱する．この際，血管を損傷すると出血するため，できる限り血管のないところを穿刺すると良い．

3．結膜嚢胞単純切除

結膜嚢胞穿刺で再発する場合は，外科的な嚢胞切除の適応である．筆者は通常，手術室ないしは外来クリーンルームで手術を行っているが，日帰りが可能である．結膜嚢胞の被膜は非常に薄いため，術中に損傷することが多く，嚢胞が虚脱して被膜の全摘出が困難になる場合がある．

＜実際の術式＞

点眼麻酔を行った後，7-0 バイクリル等を制御糸として結膜嚢胞の全体を術野にとらえる．嚢胞近くの結膜を，スプリング剪刀を用いて切開し，嚢胞を摘出する．可能な限り，出血しないように

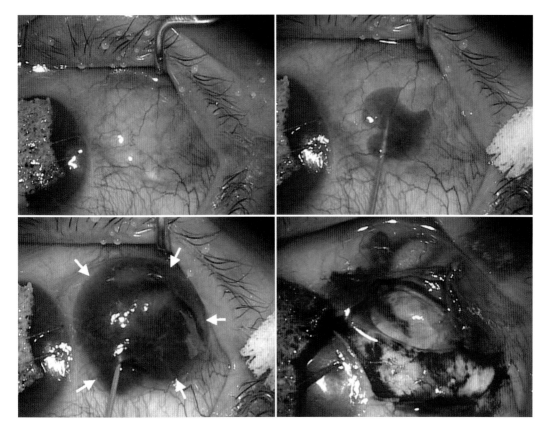

図 2. ICG を使用した結膜囊胞摘出術

a：点眼麻酔の後，7-0 バイクリル等を用いて制御糸とし，結膜囊胞を完全に
術野に露出させる．
b：27 ゲージ針を用いて結膜囊胞内に ICG を注入する．
c：ICG によって，結膜囊胞の周辺部境界が明瞭に示される．
d：結膜と囊胞壁（緑色に染色されている）を丁寧に剝離し，囊胞を一塊として
摘出する．本症例では囊胞内に浮遊する小囊胞を複数個認めた．

（文献 6 より許可を得て掲載）

気をつけるが，必要であればバイポーラー等で適
宜止血を行う．可動性のみられるものは比較的容易
に一塊として摘出することができるが，癒着がある
場合は囊胞が虚脱する場合が多い．虚脱した場合
は，できる限り囊胞壁の全摘出を試みる．最後に結
膜を 8-0 バイクリル等で縫合して手術を終了する．

4．染色液を用いた結膜囊胞切除

1）ICG（インドシアニングリーン）を用いた結膜囊胞の可視化

先述の通り，結膜囊胞の再発を防止する観点か
ら，結膜囊胞の手術においては，被膜ごと一塊と
して全摘出することが望ましい．しかし，囊胞壁
は半透明であるため，術中に容易に穿孔して虚脱
してしまい，被膜の同定がしばしば困難となる．

このような問題点を解決するために，Kobayashi
らは囊胞摘出時における ICG を用いた結膜囊胞の
可視化を提唱した（図 2）[6]．

＜実際の術式＞

まず，白内障手術の際の前囊を染色するのと同
様の濃度（0.5％：ICG 25 mg を人工前房水 5 ml に
溶解）の ICG を用意する．局所麻酔を行った後に，
7-0 バイクリル等を制御糸として結膜囊胞の全体
像を術野にとらえる（図 2-a）．ICG 溶液を，27 ゲー
ジ針等（可能であれば 30 ゲージ針）を用いて結膜
囊胞内へ注入する（図 2-b，c）．大量に注入しすぎ
ると囊胞が破裂する可能性があるため，注意を要
する．その後は通常の結膜囊胞切除と同様（前項
参照）である．囊胞壁が ICG で緑色に染色されて

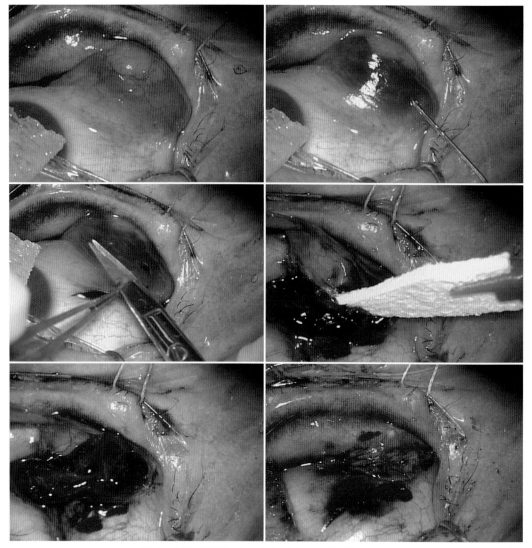

図 3. 結膜円蓋部にみられた巨大な結膜囊胞の 1 例

a	b
c	d
e	f

a：点眼麻酔の後, 7-0 バイクリル等を制御糸とし, 結膜囊胞を完全に術野に露出させる.
　本症例では下眼瞼に制御糸をかけた.
b：27 ゲージ針を用いて結膜囊胞内にトリパンブルーで染色した粘弾性物質を注入する.
c：結膜囊胞の周辺部境界が明瞭に示される.
d～f：結膜と囊胞壁を丁寧に剝離したのち, 囊胞を一塊として摘出し, 8-0 バイクリルで縫
　合する.

（文献 8 より許可を得て掲載）

いるため, たとえ術中に虚脱しても結膜囊胞を一
塊として摘出することが可能となる（図 2-d）.
ICG を囊胞内に注入した後に, 囊胞周囲の結膜下
に局所麻酔をわずかに注射すると, より囊胞の境
界が鮮明となり, 囊胞周囲組織との剝離が容易に
なる. 時として, 囊胞腔内ではなく, 結膜下・囊
胞外に ICG が注入される場合があるが, その際は
囊胞が透明に観察されるため, 摘出の補助になる.

2）その他の染色法

　結膜囊胞の染色法としては ICG 溶液単独の他,
ピオクタニンの使用[7], トレパンブルーで染色し
た粘弾性物質の使用[8)9)], ICG で染色した粘弾性物
質の使用[10)]等の報告がみられる. 粘弾性物質と染
色液の同時使用は囊胞の形態維持に有利であり
（図 3, 4）, 巨大な結膜囊胞の摘出の際に, 特に有
用である. 一方, コストパフォーマンスや手技の

煩雑性を考えると，ICG 溶液単独の結膜囊胞内注入法がより経済的で簡便と思われ，一般的な術式として今後も普及していく可能性が高いと考えられる．

5．その他の簡便な外科的治療方法

従来，囊胞再発を防ぐためには，囊胞壁の完全な摘出が重要と考えられ，前項までに示した方法はいずれも被膜ごと一塊として摘出することを目的としており，手術室で行われてきた．また，囊胞壁を破壊することにより囊胞の再発を予防するという考えで，アルゴンレーザー[11]，電磁波[12]，イソプロピルアルコールの注入[13]，熱焼灼[14]，プラズマ[15]等を使用した方法が報告されている．いずれも外来の細隙灯顕微鏡で処置できる簡便な方法として提唱されているが，薬剤や熱焼灼，アルゴンレーザーを行うのは組織侵襲があり，また通常の外来セッティングとは異なる物品を使用するため，一般外来で行うには煩雑と思われる．以下に紹介する 3 つの方法はいずれも外来の診察室または処置室で簡便に行うことができる方法である．手術室での完全摘出のほかに，これらの選択肢もあると認識しておくことは重要と思われる．

1）結膜小切開法①[4]

点眼麻酔をした後に，開瞼器を装着し，細隙灯顕微鏡にあごを固定する．スプリング剪刀にて結膜に小切開創を作成し，マイクロスポンジにて創口から囊胞を押し出すように摘出する．結膜切開は囊胞のサイズより小さくて良いが，結膜が出血するとその後の処置が困難になるため，切開部位は囊胞に近い血管のない結膜で行う．ボスミン®の点眼で血管を収縮させることも止血効果がある．この方法は，可動性のある小囊胞に有用と思われる．

2）結膜小切開法②[16]

点眼麻酔をした後に，開瞼器を装着し，細隙灯顕微鏡にあごを固定する．26 ゲージ針を 1 ml のシリンジに装着し，針のベベルを術者に向けて片手で把持する．囊胞を穿刺後，陰圧をかけて内容物を吸引後，さらに陰圧をかけ，囊胞壁ごと摘出

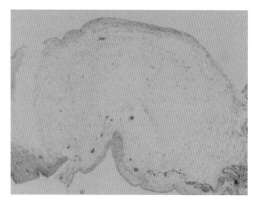

図 4．完全摘出した結膜囊胞の病理組織
トレパンブルーで染色したヒーロン V® を用いて結膜囊胞を被膜ごと完全に摘出した 1 例．結膜囊胞の形態が保存されたままで病理組織を得ることができる．

する．片手でのシリンジ保持が困難であれば，助手にシリンジを引いてもらっても良い．この方法は出血が少ないことが期待され，可動性がある特発性の囊胞に有用と思われる．

3）結膜十字切開法[17]

点眼麻酔をした後に，開瞼器を装着し，細隙灯顕微鏡にあごを固定する．スプリング剪刀にて結膜囊胞を十字に切開する．原法では，結膜囊胞の切開にスプリング剪刀を用いているが，最初の切開が行いにくいため，当院では最初の切開はメスで行い，その後の切開をスプリング剪刀で行っている（図 5）．結膜円蓋部の巨大な結膜囊胞（貯留囊胞），また数珠状に連なる多発囊胞等にも適応がある（図 6）．複数回穿刺を行われた囊胞は，囊胞壁と周辺結膜下組織との癒着が強く，全摘出が困難な場合があるが，そのような症例にも対応できるのが本法の優れた点である．渡辺らの報告では 6 例中全例で再発はみられなかったという（第 61 回日本臨床眼科学会）．筆者の経験でも，10 例中全例で再発は認めずに上皮化して治癒した．囊胞を覆う結膜を広く切開することにより，結膜囊胞内腔を覆う結膜上皮と眼表面の結膜上皮が交通して一体化し，囊胞内腔の形成を阻止することが本術式の作用機序と推測している．外科手術において，膿瘍の治療の際に行われる，開窓術（造袋術）という術式があるが，本法はそれに類似した機序を持つと思われた．本法は，囊胞のサイズや数，

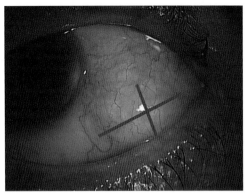

図 5. 結膜十字切開法
耳側結膜の比較的大きな結膜嚢胞を，赤線
の部分でメスとスプリング剪刀を用いて十
字に切開を行った.

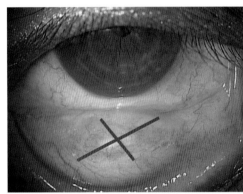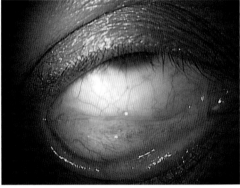

図 6. 結膜円蓋部にみられた貯留嚢胞に対して十字切開が有用であった1例　　a｜b
a：赤線の部分でメスとスプリング剪刀を用いて十字に切開を行った.
b：術後1か月. 結膜は上皮化し，再発はみられない.

（文献 17 より許可を得て掲載）

癒着の状態等の適応範囲が広いことがメリットで
あるが，嚢胞壁の生検を行う際には不向きな可能
性がある.

おわりに

結膜嚢胞はしばしば遭遇する疾患であるが，穿
刺のみでは再発する場合がみられる. ICG 等の染
色液を用いて可視化することによって嚢胞壁を同
定し，一塊として被膜を残さず摘出する方法が推
奨される. また，結膜小切開法や結膜十字切開法
等の簡便な方法も報告されており，今後の症例の
積み重ねが期待される. 本稿が結膜嚢胞の外科的
な治療の一助となれば幸いである.

文　献

1) Grossniklaus HE, Green WR, Luckenbach M, et al：Conjunctival lesions in adults. A clinical and histopathologic review. Cornea, **6**：78-116, 1987.
2) Shields JA, Shields CL：Conjunctival epithelial inclusion cyst. In：Anne J, et al.：Eyelid, Conjunctival and Orbital Tumors, An Atlas and Textbook second edition. Lippincott Williams and Wilkins, Wolters Kluwer Business, Philadelphia, pp. 406-407, 2008.
3) 山田桂子，横井則彦，加藤弘明ほか：結膜封入嚢胞の臨床的特徴と外科的治療についての検討. 日眼会誌，**118**：652-657，2014.
4) 寺尾信宏，横井則彦，丸山和一ほか：前眼部光干渉断層計を用いた結膜封入嚢胞の観察と治療 あたらしい眼科，**27**(3)：353-356，2010.

5) 鈴木佳奈江, 沖坂重邦, 中神哲司：結膜貯留嚢胞形成における炎症細胞浸潤の関与. 日眼会誌, **104**：170-173, 2000.

6) Kobayashi A, Saeki A, Nishimura A, et al：Visualization of conjunctival cyst by indocyanine green. Am J Ophthalmol, **133**：827-828, 2002.
   Summary ICG 染色法を提唱した, 術者必読の文献.

7) 木下慎介, 新里越史, 雑喉正泰ほか：塩化メチルロザニリン（ピオクタニン）を用いた結膜嚢胞摘出術. あたらしい眼科, **27**(3)：357-360, 2010.

8) Kobayashi A, Sugiyama K：Successful removal of a large conjunctival cyst using colored 2.3% sodium hyaluronate. Ophthalmic Surg Lasers Imaging, **38**(1)：81-83, 2007.

9) Kobayashi A, Sugiyama K：Visualization of conjunctival cyst using Healon V and trypan blue. Cornea, **24**(6)：759-760, 2005.

10) 中谷雄介, 小林 顕, 佐々木次壽ほか：嚢胞内に血腫を伴った結膜嚢胞の1例とその嚢胞摘出における着色ヒーロンの有用性. 臨床眼科, **60**(8)：1429-1431, 2006.

11) Han SB, Yang HK, Hyon JY：Removal of conjunctival cyst using argon laser photoablation. Can J Ophthalmol, **47**：e6-e8, 2012.

12) Park J, Lee S, Suh E：Removal of conjunctival cyst with high-frequency radio-wave electrosurgery. Can J Ophthalmol, **50**：378-383, 2015.

13) Kothari M：A novel method for management of conjunctival inclusion cysts following strabismus surgery using isopropyl alcohol with paired injection technique. J AAPOS, **13**：521-522, 2009.

14) Hawkins AS, Hamming NA：Thermal cautery as a treatment for conjunctival inclusion cyst after strabismus surgery. J AAPOS, **5**：48-49, 2001.

15) Nejat F, Jadidi K, Pirhadi S, et al：A Novel Approach to Treatment of Conjunctival Cyst Ablation Using Atmospheric Low-Temperature Plasma. Clin Ophthalmol, **14**：2525-2532, 2020.

16) Ikeda N, Ikeda T, Ishikawa H：In toto extraction of spontaneous conjunctival cysts without incision under slit-lamp microscopic view. Can J Ophthalmol, **51**：423-425, 2016.

17) Nishino T, Kobayashi A, Mori N, et al：Clinical evaluation of a novel surgical technique（large cross incision）for conjunctival cysts. Can J Ophthalmol, **53**：e36-e39, 2018.
   Summary 摘出に頼らない結膜切開法を提唱した, 術者必読の文献.

Monthly Book

OCULISTA
オクリスタ

2019.**3**月増大号
No.
72

Brush up
眼感染症
―診断と治療の温故知新―

【編集企画】

江口　洋　近畿大学准教授

2019年3月発行　B5判　118頁　定価5,500円（本体5,000円＋税）

眼感染症をエキスパートが徹底解説した増大号。
主な疾患の**診断と治療**、眼感染症に関わる**最新知識**、
気になるトピックスまで幅広く網羅。
日常診療に必ず役立つ１冊です！

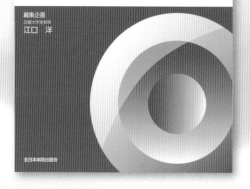

全日本病院出版会　〒113-0033　東京都文京区本郷 3-16-4　Tel：03-5689-5989
www.zenniti.com　　　　　　　　　　　　　　　　　　Fax：03-5689-8030

MB OCULI. No. 106：45−52, 2022

特集／角結膜疾患における小手術―基本手技と達人のコツ―

涙点プラグ

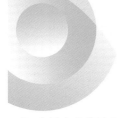

海道美奈子*

Key Words： シリコーンプラグ(silicon plug), 自然脱落(spontaneous plug loss), 迷入(intracanalicular plug migration), 涙点径(lacrimal punctum diameter), ワンサイズプラグ(one size plug)

Abstract：ドライアイの治療のなかで涙点閉鎖は最も効果的な治療法である．涙点閉鎖には涙点プラグの挿入と涙点焼灼があり，前者は簡易的で優れた方法である．涙点プラグにはシリコーン製プラグと液体プラグがある．シリコーン製プラグは従来，涙点径を測定して患者に適したプラグサイズを選択していたが，涙点径の測定が不要なワンサイズプラグが登場し，さらに使いやすくなった．特に，パンクタルプラグF™は涙点プラグで問題になるプラグの迷入や自然脱落の頻度が少なくなり，非常に使いやすい．涙点焼灼術はプラグの脱落を繰り返す，涙点が大きく適したプラグがない，重症ドライアイで涙点閉鎖の永続的な効果を期待する場合に適応となる．

はじめに

涙点プラグは涙点にプラグを挿入することで涙の鼻涙管への流れをせき止め，少ない涙液を眼表面に供給させることができるドライアイ治療デバイスである．挿入直後より「眼のうるおい感」が実感でき，また簡易的で非常に有効な治療法である．本稿では涙点プラグの種類や挿入のコツ，さらに涙点閉鎖について紹介する．

涙点プラグの適応

涙点プラグの適応は点眼治療で十分な改善が得られないさまざまなタイプのドライアイ症例である．ドライアイは所見と症状が乖離していることが知られるが，角膜上皮障害が認められる症例だけでなく，上皮障害が軽微でもドライアイ症状が強い症例にも適応となる．点眼治療でも上皮障害の十分な改善が得られないシェーグレン症候群等

の涙液減少型ドライアイには上下涙点へのプラグ挿入が良い(図1)．上皮障害は軽度でも症状が強いドライアイには上下どちらか一方の涙点へのプラグ挿入が望ましく，経過をみながら必要であればもう片方に追加するのが良いであろう．BUT 短縮型ドライアイの場合，上下涙点への涙点プラグ挿入では約65％で流涙を生じ，うち約半数は流涙のため治療に不満足であった[1]．上下どちらへのプラグ挿入でも眼表面所見への効果は同等であるが，筆者は涙点プラグ挿入後の視機能の観点から，上涙点へのプラグ挿入が望ましいと考えている[2]．下涙点へのプラグ挿入では下眼瞼の涙液メニスカスは高くなるが，完全瞬目により始めて涙液が上方に引き寄せられ角膜面上に涙液が供給されるのに対して，上涙点への挿入は上眼瞼に形成される涙液メニスカスは完全瞬目時にはもちろん，不完全瞬目時においても角膜中央部に涙液を供給することが可能である．このため，上涙点へのプラグ挿入は瞳孔領の眼表面涙液層の均一化が保たれやすく，視機能の改善にも有効であると考えられる．

* Minako KAIDO, 〒294-0045 館山市北条2578-27 和田眼科医院, 副院長

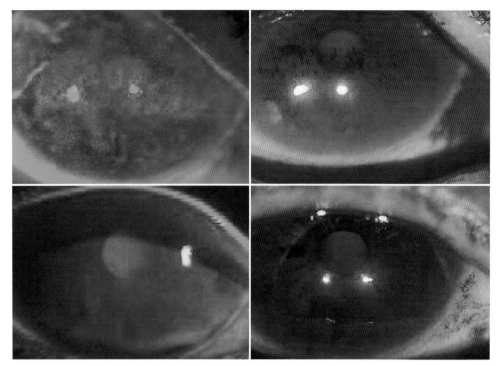

図 1. シェーグレン症候群患者の涙点プラグ挿入前後の眼表面所見
a：プラグ挿入前のフルオレセイン染色所見
b：プラグ挿入前のローズベンガル染色所見
c：プラグ挿入後（1 か月後）のフルオレセイン染色所見
d：プラグ挿入後（1 か月後）のローズベンガル染色所見

|a|b|
|c|d|

ドライアイの関連疾患である上輪部角結膜炎，糸状角膜炎，遷延性角膜上皮剝離，LASIK や白内障術後のドライアイに対しても，点眼治療で効果が得られない場合，プラグの適応となる．

涙点プラグ挿入の手順

①プラグ挿入は細隙灯顕微鏡下でも可能だが，ベッドに仰臥位で寝てもらうとやりやすい．施行前に表面麻酔薬を使用する場合（施行にナーバスな患者）もあるが，プラグ挿入後の異物感等を評価するために筆者は使用していない．

②涙点径の計測：涙点径の計測には Eagle Vision 社製プラグゲージや大高式プラグゲージを用いる（図 2）．後者は涙点径を拡大してしまう可能性があり，筆者は Eagle Vision 社製のゲージングシステムを使用している．ゲージが抵抗なく挿入される場合は一段階ずつゲージサイズを大きくする．やや抵抗を感じるゲージが涙点径である．涙点径を無理やり拡張しないように注意する．一

番大きいゲージが抵抗なく挿入される場合は適したプラグはなく，涙点焼灼による涙点閉鎖術を選択すべきである．表 1 に涙点径とプラグサイズの選択を示す．

③下涙点への挿入には下眼瞼を耳側下方に伸展させ，上涙点への挿入には上眼瞼を反転させた状態で耳側上方に伸展させて，涙点部分にテンションをかけると挿入しやすい．

涙点プラグの種類とその特徴

厚生労働省で認可され販売されている涙点プラグには Eagle Vision 社製と FCI 社製のシリコーンプラグと高研社製の液体プラグがある．表 2 にプラグの種類とその特徴を示す．シリコーン性プラグはインサーターに接続された状態で販売されている．Eagle Vision 社製（White Medical 社販売）のプラグにはイーグルプラグ®，フレックスプラグ®，スーパーフレックスプラグ®，スーパーイーグルプラグ®，イーグルプラグ ONE™と種類が

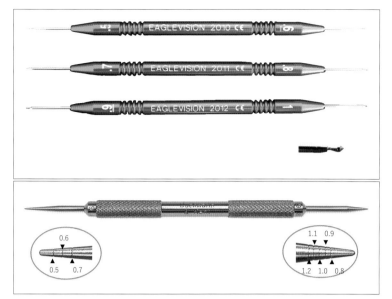

図 2. 涙点径計測のためのゲージングシステム
a：Eagle Vision 社製プラグゲージ
b：大高式プラグゲージ

表 1. 涙点径とプラグサイズの選択

涙点サイズ	フレックスプラグ® スーパーフレックスプラグ®	スーパーイーグルプラグ®	パンクタルプラグ™	イーグルプラグ ONE™	パンクタルプラグ F™
0.5 以下		S	SS		
0.6			S		
0.7	+0.1 mm	M			
0.8					
0.9		L	M, L*		
1.0					

*パンクタルプラグ™の M と L ではシャフトの長さが違うだけ

豊富だが, これは初期のプラグには挿入後の自然脱落が多いという欠点があり[3]～[6], 随時改良されたためである. 従来型では涙点径を測定し適切なプラグサイズを選択する必要があったが, 近年はワンサイズで広範囲な涙点径に対応できる最新型プラグ(Eagle Vision 社製のイーグルプラグ ONE™ と FCI 社製のパンクタルプラグ F™)が登場した.

Eagle Vision 社製のプラグで現在もっとも使われているプラグはスーパーイーグルプラグ® で, プラグサイズは S, M, L で 0.5～1.0 mm までの涙点経に対応できる. スーパーフレックスプラグ® はインサーターとプラグの間隙が広いため強く押しつけるとプラグのツバが涙小管内に入ってしまう欠点があったが, スーパーイーグルプラ

グ® はその間隙がほとんどなくなったため迷入しにくくなった(図3, 4)[7]. 頭部はフレキシブルにフィットしやすいように Wide-Flex という特徴的な形状で, 挿入は容易である. 涙点径の測定が不要なイーグルプラグ ONE™ は頭部が双葉形状で頭部先端は鋭角, ツバはドーム形状で涙点にフィットしやすい. 挿入方法は従来型と同じで使いやすいが, 涙点径が小さい場合(0.5 mm 以下)には挿入しにくく, また涙点径が大きい場合(0.8 mm 以上)は脱落しやすい. これはプラグ本体の弾力性が低いため, 小さい涙点径には挿入時の力に対して細い先端が曲がってしまい挿入できない, また大きい涙点径では涙小管の太さに対してプラグ本体が小さすぎるため保持されないと考え

表 2. 涙点プラグの種類と特徴

		フレックスプラグ®	スーパーフレックスプラグ®	スーパーイーグルプラグ®	イーグルプラグONE™	パンクタルプラグ™	パンクタルプラグF™
		Eagle vision 社, White Medical 社販売	Eagle vision 社, White Medical 社販売	Eagle vision 社, White Medical 社販売	Eagle vision 社, White Medical 社販売	FCI 社, Tomey 社販売	FCI 社, Tomey 社販売
サイズ		0.4〜0.9 mm (0.1 mm 刻み)	0.4〜1.3 mm (0.1 mm 刻み)	S, M, L	ワンサイズ	SS, S, M, L	ワンサイズ
形状	頭部	鋭角	鋭角	鋭角	鋭角	鈍的	鋭角
	ツバ	小さい	小さい	小さい	小さい	傾斜, 大きい	小さい
挿入		容易	容易	容易	容易	困難	容易
自然脱落		多い	多い	やや多い	やや多い	少ない	少ない
肉芽形成		少ない	少ない	少ない	少ない	多い	少ない
プラグ迷入		多い	多い	少ない	少ない	少ない	少ない

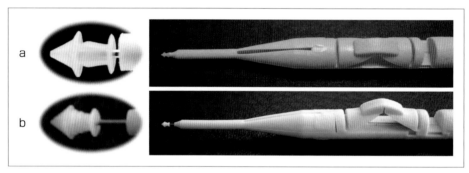

図 3. スーパーイーグルプラグ®とスーパーフレックスプラグ®の比較
スーパーフレックスプラグ®はインサーターとプラグの間隙が広く, スーパーイーグルプラグ®はその間隙がほとんどなくなった.
a：スーパーイーグルプラグ®
b：スーパーフレックスプラグ®

られる. Eagle Vision 社製のプラグは総じて挿入が容易で合併症も少なく非常に使いやすいが, 自然脱落が比較的多い.

FCI 社製のパンクタルプラグ™は頭部が鈍的なため挿入が困難, また肉芽の形成が比較的多く, ツバが大きいためバイオフィルムが付着しやすいという欠点があるが, M, L サイズは Eagle Vision 社製のプラグより大きく, 涙点が非常に大きい症例に有効である. サイズ M と L の違いはシャフトの長さだけで, 頭部の大きさは同じであるため, 涙点径が大きいからといって L を使用する必

要はない. プラグ挿入の際は頭部先端から挿入するのではなく, ボタンをかけるようにプラグ頭部のエッジから挿入すると良い. また, プラグのツバが斜めになっているので挿入後は涙点周囲になじむように回転させて位置を決める. ただし, 挿入に技術を要し, 完全な涙点閉塞を期待する場合には涙点焼灼の選択も良いであろう. パンクタルプラグF™は涙点プラグが伸展された状態でインジェクターに装着されており, プラグ頭部の先端は尖的なため挿入は容易である. インジェクターのリリースボタンを押すとプラグを伸展していた

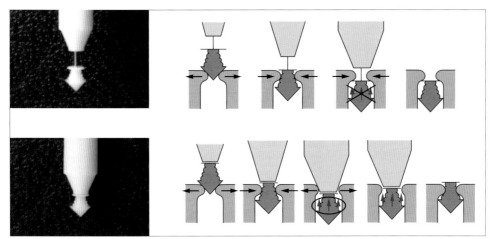

図 4. スーパーフレックスプラグ®挿入時の迷入のメカニズム

プラグはインサーター内部にある針金で支持されておりインサーターとプラグには
わずかな隙間が存在する．ツバが涙小管内に入ってしまうとインサーターとプラグ
の隙間にある針金の太さに合わせて涙点入口部がつぼまってしまうためプラグを取
り出すことができない．インサーターとプラグに隙間がないとプラグが涙小管内に
入り込んでもプラグを引き抜くことができるため，迷入を防ぐことができる．

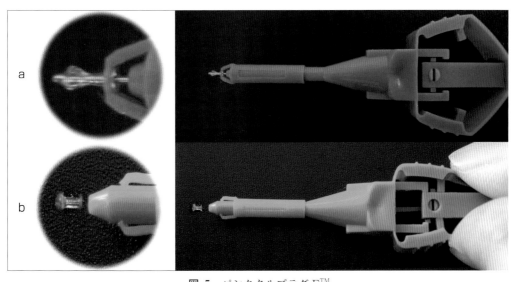

図 5. パンクタルプラグ F™

パンクタルプラグ F™は涙点プラグが伸展された状態でインジェクターに装着さ
れており(a)，プラグ頭部の先端は尖的である．インジェクターのリリースボタン
を押すとプラグを伸展していたフックが外れ，プラグ頭部が丸く膨らむ(b)．

フックが外れ，プラグ頭部が丸く膨らむのが特徴
である(図 5)．インジェクターのリリースボタン
を押さない限りプラグは外れないため，プラグの
迷入は起こりにくく，ツバの大きさも小さくなっ
たため結膜にフィットしやすい．涙点径が小さい
症例にも挿入可能で，涙点径 0.8 mm 以下の症例
ではプラグの脱落率は非常に低い[8]．難点はイン
ジェクターのリリースボタンがやや使いづらい点

である．リリースボタンを親指と人差し指の両指
で均一にしっかり押し，確実にプラグがインジェ
クターから外れていることを確認する必要があ
る．押し潰すのを途中でやめると，ニードルの先
端がプラグに残り，プラグがインサーターから上
手く外れない．うまくプラグをインサーターから
外すには<u>涙点に対してインサーターを垂直に持ち
上げるのではなく，水平方向に少しずらしながら</u>

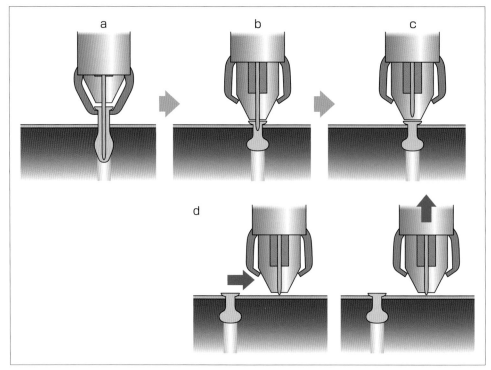

図 6. パンクタルプラグ F™ の挿入時のコツ

プラグが適切に挿入されたのを確認したのち(a),リリースボタンを親指と人差し指の両指で均一にしっかり押し,確実にプラグがインジェクターから外れている(c)ことを確認する必要がある.押し潰すのを途中でやめると,ニードルの先端がプラグに残り(b),プラグがインサーターから上手く外れない.涙点に対してインサーターを垂直に持ち上げるのではなく,水平方向に少しずらしながら離すことにより(d),ニードルの先端がプラグにわずかに残っていてもプラグがインサーターから外れやすくなる.

離すのが良い(図6).一度リリースボタンを押してしまうとプラグの再挿入が不可能になってしまう.パンクタルプラグ F™ は幅広い涙点径に対応していること,自然脱落しにくいこと,合併症が少ないこと,挿入は多少のコツがいるがきわめて難しいわけではないこと等から,筆者は好んでパンクタルプラグ F™ を使用している.

キープティア® は生体親和性に優れたアテロコラーゲンを主成分とし,涙点に充填後,体温によってゲル化し涙小管を閉塞させる液状プラグである.冷蔵庫(2~10℃)で保管する必要がある.適正温度(36℃前後)になると透明な液体はやや白濁しゼリー状に固まるが(図7),40℃以上に上昇すると再度液化するという特徴がある.すなわち,温めすぎるとゲル化したコラーゲンが再液化し,閉塞効果が期待できないことを理解しておくべきである.実際の使用では,①挿入15分前に冷蔵庫から出し,室温の温度に近づける,②涙小管の半分くらいまで針を挿入し下涙点,上涙点へと注入する,③注入後は閉瞼してもらい,ホットパックで10~15分間程度眼周囲を暖める(図8).ゲル化したコラーゲンはゼリー状で軟らかく,異物感や周囲組織への刺激がほとんどない.涙点径測定や涙点拡張の必要がないという利点はあるが,涙点閉塞の効果は一定ではなくシリコーンプラグに比べ涙点閉鎖効果は少ない.完全閉塞による流涙が気になる場合にはキープティア® を選択するのも良いであろう.

合併症

涙点プラグによる重篤な合併症は少ないが,合併症にはプラグの脱出,自然脱落,プラグの迷入,涙点径の拡大,プラグの接触による角膜上皮障害,白色塊形成,肉芽形成,涙嚢炎等がある(図9).

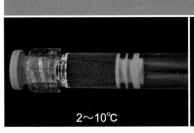
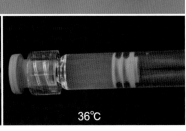

図 7.
キープティア®
   a：ニードルを接続した状態
   b：2〜10℃では透明な液体
   c：適正温度(36℃前後)では
   やや白濁しゼリー状

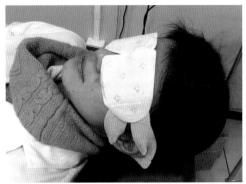

図 8.
キープティア®挿入後の
ホットパック

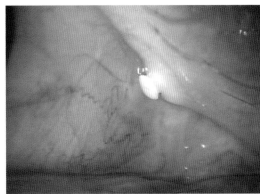
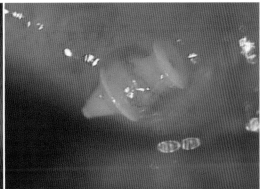

図 9. 涙点プラグによる合併症

涙点を完全に閉塞すると流涙やアレルギー性結膜炎を引き起こす．流涙に対してはプラグを除去することになるが，挿入や除去を繰り返すと涙点は拡大する．再挿入が必要なときには一段階大きいプラグの挿入が必要になり，最終的には合うサイズがなくなるので，むやみに除去するのではなく患者と相談しながら対応を決めるのが良いであろう．また，アレルギー性結膜炎を生じる場合には，防腐剤無添加の人工涙液で洗い流す等の指示をす

る．長期間留置されたプラグでは白色塊の形成が高率に認められる[9]．これは細菌の塊であるが眼表面の感染症を生じるケースはほとんどない．しかし，定期的な経過観察は重要であり，眼脂の増加や涙点プラグの汚染状態によっては涙点プラグの除去や涙点焼灼等を考慮すべきである．

　プラグの突出に対しては突出部分を押し入れる．抵抗があって押し入れることができない場合は涙小管内の肉芽による場合もあり，除去するこ

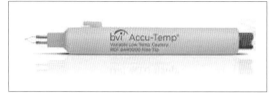

図 10. ディスポーザブルの焼灼機器，
アキュテンプ®

とで対応する．肉芽の発生頻度は比較的低いが，肉芽が生じた場合でも涙点閉塞を期待する場合はプラグを除去し経過観察を，肉芽の消退を期待する場合にはプラグ除去後にステロイド点眼を行う．

プラグの迷入はほとんどの場合留置しておいても問題になることはないが，局所の炎症や涙嚢炎を繰り返す場合には内視鏡を用いた涙道手術が必要になるため，プラグの挿入には十分注意する必要がある．

涙点焼灼

涙点焼灼術は涙点プラグが何度も脱落する，涙点が大きく適したプラグがない，シェーグレン症候群等の重症ドライアイで涙点閉鎖の永続的な効果を期待する場合に適応となる．点眼麻酔をした後，1 ml シリンジで2％キシロカイン® E を涙点から涙小管周囲をめがけて注射する．

ディスポーザブルの焼灼機器，アキュテンプ® にて表面の組織が軽く白くなる程度（10秒前後）に焼灼する（図10）．コツは，①涙小管の壁面を焼くつもりでグリグリとアキュテンプの先端を擦り付けるように行い，②焼灼後はアキュテンプの先端はすばやく抜くこと，③その後，涙点周囲の上皮をこすって除去することである．これにより，涙小管の癒着を促し，涙点表面が結膜上皮で覆われることを期待する．施行後は抗生剤の軟膏を塗布し，抗生剤点眼を処方する．なお，再開通を防ぐためにステロイドの点眼は禁止する．焼灼しても再開通してしまう症例があるが，涙点径が小さくなる場合が多く，プラグ挿入が可能になる場合もある．

文　献

1) Kaido M, Ishida R, Dogru M, et al：Efficacy of punctum plug treatment in short break-up time dry eye. Optom Vis Sci, **85**(8)：758-763, 2008.

2) Kaido M, Ishida R, Dogru M, et al：Visual function changes after punctal occlusion with the treatments of short BUT type of dry eye. Cornea, **31**(9)：1009-1013, 2012.

3) Balaram M, Schaumberg DA, Dana MR：Efficacy and tolerability outcomes after punctal occlusion with silicon plugs in dry eye syndrome. Am J Ophthalmol, **131**：30-36, 2001.

4) 西井正和，横井則彦，小室　青ほか：新しい涙点プラグ（フレックスプラグ®）の脱落についての検討．日眼会誌，**108**：139-143, 2004.

5) Parikh NB, Francis JH, Latkany RA：Retention rate of silicone punctal plugs placed by residents in a general clinic setting. Ophthal Plast Recontr Surg, **26**：400-402, 2010.

6) Horwath-Winter J, Thaci A, Gruber A, et al：Long-term retention rates and complications of silicone punctal plugs in dry eye. Am J Ophthalmol, **144**：441-444, 2007.

7) Kaido M, Ishida R, Dogru M, et al：A new punctal plug insertion technique to prevent intracanalicular plug migration. Am J Ophthalmol, **147**(1)：178-182, 2009.
   Summary　プラグ本体とインサーターの間隙を挿入前になくすことにより，プラグの迷入を防ぐことができることを示した文献．

8) Kaido M, Ishida R, Dogru M, et al：Comparison of retention rates and complications of two different types of silicon lacrimal punctal plugs in the treatment of dry eye disease. Am J Ophthalmol, **155**(4)：648-653, 2013.
   Summary　パンクタルプラグ F™ とスーパーフレックスプラグ® を比較し，前者は後者に比べプラグの自然脱落率が低いことを示した文献．

9) 柴田元子，服部貴明，森　秀樹ほか：涙点プラグの付着物からの細菌の検出．あたらしい眼科，**33**(10)：1493-1496，2016.

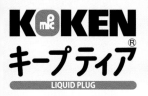

コラーゲンでドライアイ治療

Liquid plug
Lacrimal Plug
with Atelocollagen

キープティアはアテロコラーゲンを使用した液体の涙点プラグです。

充填後、体温によってゲル化し涙小管を塞栓します。

ドライアイによる眼の不快感を軽減し、症状を改善します。

製品番号・規格等　品名 **キープティア**　製品番号 **#2901**　規格 内容量300μL(2涙点分)　組成 アテロコラーゲン溶液　保管方法 冷蔵保存(2〜10℃)

使用上の注意
ご使用に際しては添付文書の使用上の注意をお読みいただき、十分にご理解の上ご使用下さい。

株式会社 高研　〒112-0004 東京都文京区後楽1-4-14

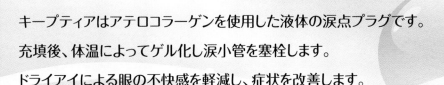

札幌営業所　TEL(011) 221-5888／仙台営業所 TEL(022) 393-5115／東京営業所　TEL(03) 3816-3500
名古屋営業所 TEL(052) 950-6580／大阪営業所　TEL(06) 6304-4854／福岡営業所　TEL(092) 263-5101

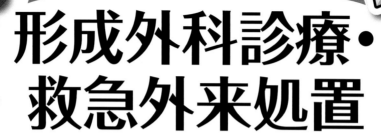

好評

臨床実習で役立つ

形成外科診療・救急外来処置 ビギナーズマニュアル

―日医大形成外科ではこう学ぶ！―

編集 小川　令　日本医科大学形成外科主任教授

2021 年 4 月発行　B5 版　オールカラー　定価 7,150 円（本体 6,500 円＋税）　306 頁

臨床の現場で活きる診察法から基本的な処置法・手術法を、日医大形成外科の研修法網羅した入門書。各疾患の押さえておくべきポイント・注意事項が箇条書き記述でサッと確認でき、外科系医師にも必ず役立つ一書です。

約 120 問の確認問題で医学生の国家試験対策にもオススメ！

内容紹介動画もぜひご覧ください！

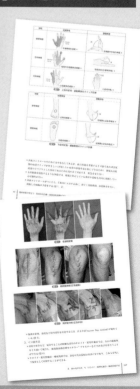

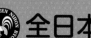

全日本病院出版会　〒113-0033　東京都文京区本郷 3-16-4　Tel：03-5689-5989
www.zenniti.com　Fax：03-5689-8030

MB OCULI. No. 106：55-62, 2022

特集／角結膜疾患における小手術―基本手技と達人のコツ―

角結膜異物除去

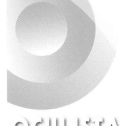

花田一臣*

Key Words： 角膜異物(corneal foreign body)，錆輪(rust ring)，感染性角膜炎(infectious keratitis)，結膜異物 (conjunctival foreign body)，結膜結石(conjunctival concretion)

Abstract：角結膜異物は眼科外来でよく遭遇する救急疾患である．強い眼刺激症状を訴えて訪れるが，眼科を受診するきっかけとなったエピソードをよく聴取して，細隙灯顕微鏡を用いて詳細な観察を行うと，異物の種類や受傷からの経過時間を推測できて治療方策の組み立てに役立つ情報が得られる．平易に扱われがちだが発症機転はさまざまで，異物の種類や経過によって病状は多岐にわたるのでそれぞれに適切な判断と処置が求められる．また，感染性角膜炎のような重篤な病態へ移行する可能性を有することを忘れずに診療を計画する．角結膜異物は除去できればすべて解決と安易に考えず，その後の創傷治癒の過程と感染症の徴候の見極めを重視して，しっかりと経過を追う．

はじめに

　角結膜異物は眼科外来でよく遭遇する救急疾患である．何らかのエピソードをきっかけに始まった強い眼刺激症状を訴えて訪れる．平易に扱われがちだが発症機転はさまざまで，異物の種類や経過によって病状は多岐にわたるのでそれぞれ適切な判断と処置が求められる．また，重篤な病態へ移行する可能性を有することを忘れずに診療を計画する．

診察時の注目点と工夫

　眼科を受診するきっかけとなったエピソードは有用な情報で，よく聴取すると異物の種類や受傷からの経過時間を推測できて治療方策の組み立てに役立つ．救急外来に訪れる症例には穿孔性眼外傷となっているケースもあるので初見時は十分注意する．視診の際に痛みや流涙で観察に苦慮するときはむやみに開瞼させようとせず，点眼麻酔剤を用いた眼表面麻酔を行って刺激症状を取り除くと良い．開瞼できるようになったら細隙灯顕微鏡を用いて前眼部を詳細に観察して，異物の種類，位置，数，大きさ，角結膜内到達深度，角結膜損傷の程度を確認する．その際には前房内炎症や虹彩炎についても一緒に把握する．前眼部を観察する際にフルオレセイン染色を行うことはとても重要で，上皮障害の確認はもちろん，異物周囲に生じる涙液層の乱れが染色で強調されるので，ガラスやコンタクトレンズの破片等の透明な異物やごく小さな異物を発見する助けとなる．また，フルオレセイン染色により角膜の障害の様子を詳しく知ることは病状の理解と今後の経過予測にも有益である．線状に点状表層角膜症が連なる場合は異物が上眼瞼結膜の側にあって瞬目のたびに角膜表面を擦過している徴候である．異物周囲の角膜実質へ色素が浸潤し後染まりを生じる場合は異物反応により角膜上皮の接着が障害されてバリア機能が低下していることを示している．角膜実質に深

* Kazuomi HANADA，〒047-0152　小樽市新光1-21-5　医療法人北光会朝里中央病院眼科

く突き刺さった異物の場合では，前房水の漏出の有無を確認して角膜穿孔を生じているかを知ることができる．

ところで，救急当番医等から，異物に関する訴えについて眼洗浄で対応して良いか，と相談を受けることがある．粉やごく小さな顆粒状の異物のときは眼洗浄が有効かもしれないが，眼表面に張り付いたり刺さったりしている異物は除去できない．眼科医は細隙灯顕微鏡で前眼部を十分に観察してから対処と術式を選択する．なお，セメントや石灰のようなアルカリ性物質では組織蛋白と結合した可溶性の化合物が浸透することで腐食が生じるので，初期対応として速やかに眼洗浄を行う．残存異物があれば腐食が進むので異物本体の除去と入念な眼洗浄の両方が必須となる．

角膜異物

建築，木工，溶接，冶金，塗装といった，金属，木材，プラスチック等の加工に従事しているときに異物飛入が発生することが多い．日常生活でも日曜大工や庭仕事にまつわるエピソードがよく聴取される．異物の性状と創部の状態を把握して治療方策を準備しておくことが大切である[1]．

1．角膜異物の除去

角膜表層～中層にとどまる異物の除去は，外来診察室で十分に可能であり，診察に続けて細隙灯顕微鏡下で行うのが良い．スリット光で観察することで異物の位置と深さを把握できるからである．処置中の開瞼を維持させるためには主に術者の指で補うが，瞬目が強い場合は開瞼器を用いると良い．健眼で指標を固視させると眼球運動をある程度制限することができて手技が容易となる．異物を除去する際に用いる道具としては，異物針，スパーテル，マイクロ鑷子が一般的で，道具を持つ手指は顕微鏡の額台や患者の顔で支えてしっかりと固定し，道具は指先だけでつまむようにして把持すると微細な操作がしやすい．手技による角膜への侵襲は最小限に，眼表面を新たに傷つけないように心懸ける．手技に臨むときには過

度な緊張をさせないよう声かけに配慮することも大切である．

2．鉄粉・鉄片・鉄錆

角膜に飛入した鉄紛は上皮から実質表層にとどまることが多く，時間が経つと錆輪を生じて浸潤を生じ，実質融解を伴って喰い込んだ状態となる．鉄紛と周囲の錆輪は異物針を用いて実質からすくい取るようにして除去する(図1)．錆輪が融解した実質に沈殿して残る場合は慎重に削り取る．取り残しがあると角膜鉄錆症となってさらなる浸潤や角膜融解の進行のもとになるのでしっかり除去するのが良さそうだが，掻爬にこだわりすぎると後になって除去部位の実質に菲薄化や混濁を生じてしまうのでむやみに拡大しないように配慮する．残った錆輪をドリルで掻爬する手技[2]については，異物針で削り取る方法と比べて取り残しが少なくなる一方で，実質が深く削れてしまうことに注意が必要である[3]．ドリルを使用する際は，先端(ビット)を錆輪が残った部分にごく軽く押し当てる程度に加減し，低回転で開始するとコントロールしやすくなって削りすぎを防止できる．特に瞳孔領に及ぶ異物では除去後の実質の様子が視機能に大きく影響するので注意する[4]．一度の処置で錆輪を完全に除去することができなかったとき，翌日になって角膜実質が浮腫を生じて軟化した状態のほうが低侵襲で除去できる場合があるので深追いは避けるのが良い．

3．角膜実質に達する鋭利な異物

角膜実質に突き刺さっている鋭利な異物は，マイクロ鑷子で異物の後端を慎重につまみ刺入経路の通りに引き抜く．異物が潜り込んでいてつかめないときはディスポーザブル注射針や手術用メス等の鋭利な器具で異物の上にあたる実質を小さく切開してから鑷子でつまむと，取り残しなく除去できる．鋭利な器具を異物から少し離れた部位の実質に斜めから突き刺してから，鍬で地面を掘り起こす要領で異物を押し出すようにして除去することもできる．実質深くに達する異物でも引き抜く方向を考えて注意深く除去すれば角膜を誤って

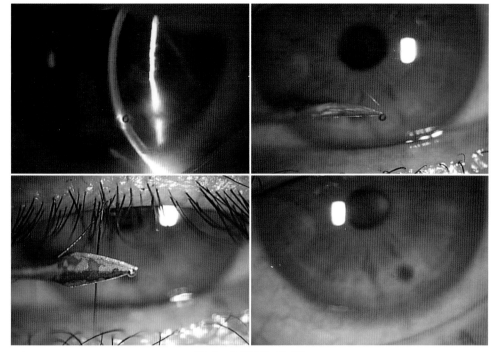

図 1. 角膜異物(鉄粉)

a：角膜実質浅層に達する異物(鉄粉). 周囲に浮腫と浸潤を生じている.
b：異物針を用いて取り除く. 低侵襲になるよう配慮する.
c：周囲の錆輪とともに取り除いた異物
d：実質の損傷を最小限にするよう注意して錆輪の残りを除去する. 錆の掻爬は
　初回での完遂にこだわりすぎず, 後日の再処置も考慮する.

穿孔してしまうことはまずない. なお, 異物を除去した後に前房に達していることがわかって穿孔を確認した場合でも, 鋭利な異物による創部なら, 異物除去後に自己閉鎖することが期待できる. 房水漏出があっても軽度で前房が保たれている様子なら, 治療用ソフトコンタクトレンズを装用して上皮保護と創傷治癒に努めると良い. 次第に実質が膨化して房水流出が減っていく過程で角膜上皮の再生が促される. 前房の形成が極端に不良なら顕微鏡下での縫合を行う. 大きな穿孔創を生じている異物や広範な角結膜の裂傷を伴う異物のときは, はじめから手術顕微鏡下での異物除去とする(図2).

4．植物性の異物

植物のとげや木片は角膜実質内で異物反応を強く生じるので, 速やかに取り除く. 時間経過とともに膨化・腐食が進むと創部内で折れたり砕けたりするので, 取り残しのないように慎重に取り扱う. 特に植物性の異物では細菌や真菌が角膜に入

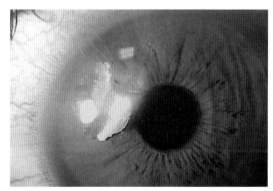

図 2. 穿孔性の角膜異物(金属片)
大きな穿孔創を生じて前房内に達している
異物は手術顕微鏡下で対応する.

り込んで感染性角膜炎を生じるきっかけとなりやすいので, 感染症管理は必須であり注力する(図3).

5．術後管理

上皮が障害された創部はバリア機能が破綻していて易感染性なので, 異物除去後には抗生物質・抗菌剤眼軟膏を点入し, 片眼帯を装用する等, 工夫する. 広範囲抗菌剤の投与を術後早期から点眼

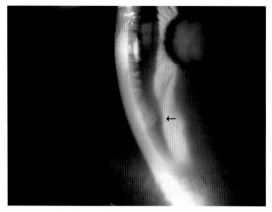

図 3. 角膜異物(植物のとげ)
異物を中心に実質内膿瘍を形成している(矢印).
周囲には実質浮腫とデスメ膜雛壁が生じている.

で開始するが,角膜上皮の再生と保護を目的に角膜保護剤を併用しても良い.ステロイド点眼は易感染性の環境を作る原因であるとともに,消炎によって感染症の徴候を打ち消してわかりにくくしてしまうので用いない.前房内炎症所見を強く認めるときには硫酸アトロピン眼軟膏を点入する等の方法で消炎の助けとする.術後数日間は症状の軽快・治癒の過程をしっかりと観察し,堅牢な角膜上皮が再生して十分にバリア機能が回復したことを確認する.角膜異物をきっかけに感染性角膜炎を生じると治癒後も角膜実質に混濁を残す.適切に処置されずに経過すれば,角膜潰瘍,穿孔,虹彩毛様体炎,全眼球炎へと病態は進行して視機能は著しく損なわれる.初診時,または経過観察中に感染性角膜炎を疑うような実質内膿瘍や前房蓄膿がみられる場合には厳密な管理のもと内服または点滴にて抗生物質の全身投与を行う.眼脂や角膜擦過物を採取し原因微生物の同定を試みることも重要である[5].

結膜異物

受傷のきっかけについては,角膜異物と同じく作業中の飛入や,屋外で風にあおられた際に生じたといったエピソードが聴取される.その他,コンタクトレンズ装用中のトラブルや眼科手術や重瞼術の既往があって用いられた縫合糸といった,医療行為や手術歴が原因となることもある.

1.結膜異物の除去

結膜は球結膜,上下の眼瞼結膜,上下の円蓋部結膜で構成されている.異物感と疼痛の訴えに気を付けて,眼球を運動させつつ上下の眼瞼を翻転して注意深く観察する.上方の円蓋部は奥深いので上眼瞼を二重翻転することで観察できる(図4).角膜と比較して結膜の知覚は過敏ではないが,異物が上眼瞼側にあると瞬目の度に眼表面を擦過するのでとても強い異物感を訴える(図5,6).細隙灯顕微鏡で観察しながらマイクロ鑷子や湿らせた綿棒等を用いて眼表面を新たに傷つけないように心懸けて丁寧に異物を取り除く.道具を持つ手指の固定と道具の把持の配慮は角膜異物除去と同じである.発見した異物を無麻酔で除去できるときは,前後の異物感の変化で除去の完遂を確認できることがある.下眼瞼側や円蓋部に異物があると異物感は弱く,時に無自覚のまま長期間経過することもあり,慢性の経過をたどる充血や眼脂の原因が発見されていなかった結膜異物であったという報告も散見される[6].

2.結膜下にある異物の除去

結膜下に入り込んだ異物は長期経過すると受傷時の創部が塞がってしまい結膜下やテノン嚢内に閉じ込められたままになる.結膜下に迷入した異物は結膜を小さく切開してから除去する.多くは無縫合のままで良く,抗菌剤点眼を用いながら創傷治癒の経過をみる(図7).結膜が裂けて創が大きくなったときは8-0シルクを用いて縫合するが,その際は密な縫合とせずに創部が拡がらないぐらいに留めておくと瘢痕拘縮や眼球運動障害を生じにくい.

3.結膜結石

外因が見当たらないのに異物が飛入したような強い眼刺激症状を訴えるとき,結膜結石が原因の場合がある.結膜結石は結膜の上皮内に生じる乳白色の小さな固形物で,結膜から隆起して上皮を破って飛び出すと異物感を生じるようになる.病理組織学的には結膜上皮の偽腺管構造の内腔に蓄積した好酸性の無構造物質であり,脱落した上皮

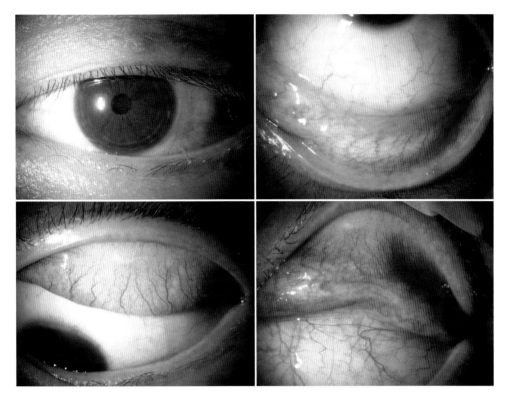

図 4. 結膜の観察

|a|b|
|c|d|

a ：球結膜
b ：下円蓋部と下眼瞼結膜
c ：上眼瞼結膜
d ：上円蓋部．上円蓋部は二重翻転して観察する．

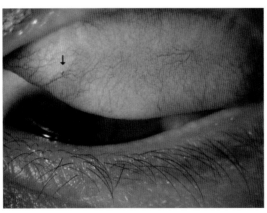

図 5. 結膜異物①
上眼瞼結膜にあって瞬目のたびに眼表面を擦過
する．小さくても異物感が強い（矢印）．

細胞が変性・凝集したものと考えられている．発生と成立には結膜の慢性炎症が関与しているとされ，強い炎症の名残と考えられる結膜の瘢痕に沿って多発しやすい．

上眼瞼に生じた結膜結石は瞬目の際に角膜を刺激するので異物感を生じやすい．結膜上皮を破って飛び出した結石は角膜上皮を擦過することでびらんを形成することもある．また，多くの患者は反復する突然の眼痛のエピソードを覚えており，問診時の聴取が病態把握の参考になる[7]．

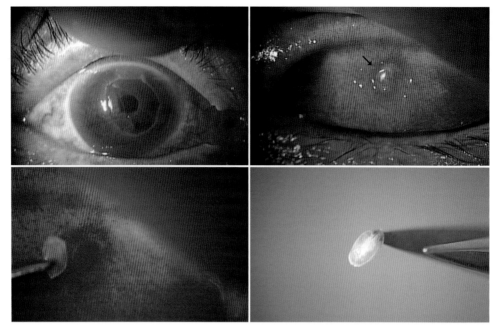

図 6. 結膜異物②

a：農作業後に強い異物感を生じた．角膜中央にびらんを生じている．
b：上眼瞼結膜に異物が張り付いている（矢印）．
c：異物を鑷子で把持したところ．
d：取り除いた異物（籾殻）．

a	b
c	d

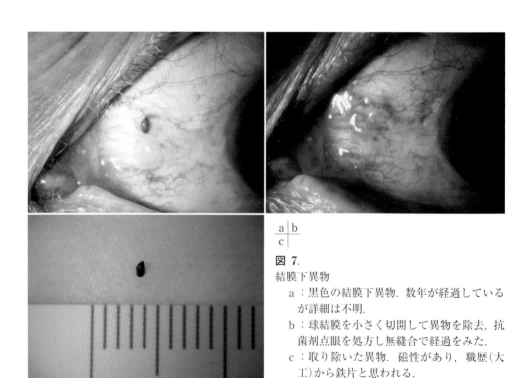

a	b
c	

図 7.

結膜下異物

　a：黒色の結膜下異物．数年が経過しているが詳細は不明．

　b：球結膜を小さく切開して異物を除去，抗菌剤点眼を処方し無縫合で経過をみた．

　c：取り除いた異物．磁性があり，職歴（大工）から鉄片と思われる．

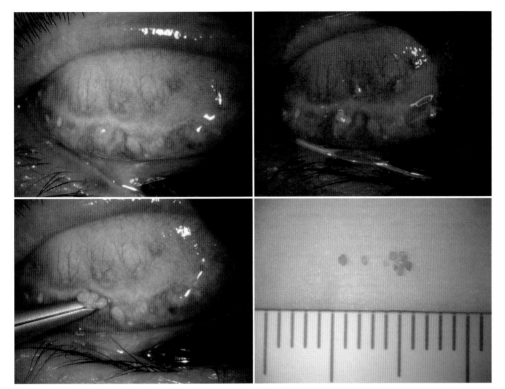

図 8. 結膜結石

a：上眼瞼結膜に生じた結膜結石．結膜の強い瘢痕に沿って多発している．
b：フルオレセインで染色すると露出した結石を発見しやすい．
c：ボープル氏睫毛鑷子を用いた結膜結石除去．露出している結石の周囲を
　押したりつまんだりして一続きの結石を取り除き，結膜の損傷を最小限と
　するよう心懸けた．
d：まとまって取り除かれた結膜結石

4．結膜結石の除去

　上皮のなかに停留している結膜結石は異物感の原因になりにくく，角膜上皮障害も生じない．そこで，細隙灯顕微鏡で観察して，上皮を破って飛び出している結石だけを選んで除去すると良い．飛び出している結石はフルオレセイン染色をすると発見しやすくなるが，工夫として染色直後よりも少し時間をおいてからのほうが結石に後染を生じて強調されるのでより区別しやすい．結膜結石を除去する際は鋭利な鑷子でつまもうとすると崩れやすく，結膜に潜り込んでしまい思ったよりも難しい．スパーテル等で結膜表面を撫でるようにして飛び出した結石を結膜から押し出してからすくい取るようにすると結膜に損傷を与えにくい．ボープル氏睫毛鑷子は，つまむ操作，押し出す操作，撫でながらすくう操作ができて結膜結石除去に重宝する（図8）．

　除去は点眼麻酔を用いてから行っても良いし，発見した際に無麻酔のまま除去できると，異物感の消失で除去が完了できたかの確認となる．患者には，結石は再形成しやすく，異物感が強いときは上皮下の結石が飛び出している徴候であることを伝えておく[8]．

おわりに

　角結膜異物は「除去できればすべて解決」と安易に考えず，その後の創傷治癒の過程と感染症の徴候の見極めを重視して，しっかりと経過を追う．

文　献

1）松原　稔：角膜異物．眼科プラクティス19．外眼部手術と処置（大鹿哲郎編），文光堂，pp. 295-301，2008．
　　Summary　角膜異物の解説，特に鉄粉異物の成

立機序，診断，治療と予後について詳細に記述している．

2) Brown N, Clemett R, Grey R：Corneal rust removal by electric drill：clinical trial by comparison with manual removal. Br J Ophthalmol, **59**：586-589, 1975.

3) Liston RL, Olson RJ, Mamalis N：A comparison of rust ring removal methods in a rabbit model：small-gauge hypodermic needle versus electric drill. Ann Ophthalmol, **23**：24-27, 1991.

4) Utsunomiya T, Hanada K, Muramatsu O, et al：The wound healing process after corneal stromal thinning observed with anterior segment optical coherence tomography. Cornea, **33**：1056-1060, 2014.
   Summary 角膜異物除去後の実質菲薄化と創傷治癒過程について前眼部 OCT で観察した所見をもとに考察を展開している．

5) 井上幸次，大橋裕一，浅利誠志ほか：感染性角膜炎診療ガイドライン（第2版）．日眼会誌，**117**：467-509，2013.
   Summary 感染性角膜炎について臨床実地に即するように所見，検査，治療についてわかりやすくまとめた眼科医必読のガイドライン．異物除去後の管理の指標としても役立つ．

6) 須賀洸希，五嶋摩理，村上喜三雄ほか：眼瞼の化膿性炎症を契機に発見された28年前のハードコンタクトレンズ埋没例．眼科臨床紀要，**10**：806-809，2017.

7) 小幡博人：眼科医のための病理学　ヘンレの陰窩と結膜結石．眼科，**45**：1061-1064，2003.
   Summary 結膜結石の解剖学的特徴について病理組織所見をもとにわかりやすく提示している．

8) 小沢忠彦：結膜結石除去．眼科プラクティス19. 外眼部手術と処置（大鹿哲郎編），文光堂，pp. 267-269，2008.
   Summary 結膜結石の取り扱いについてわかりやすく解説している．

MB OCULI. No. 106 : 63 – 68, 2022

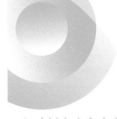

特集／角結膜疾患における小手術—基本手技と達人のコツ—

帯状角膜変性

片上千加子*

Key Words : ぶどう膜炎(uveitis)，腎機能不全(renal dysfunction)，副甲状腺機能亢進症(hyperparathyroidism)，エチレンジアミン四酢酸(EDTA)，希塩酸(dilute hydrochloric acid)，治療的表層角膜切除術(phototherapeutic keratectomy : PTK)

Abstract : 帯状角膜変性は，角膜上皮下にハイドロキシアパタイトを主としたリン酸カルシウムの沈着が生じ，角膜混濁をきたす疾患である．初期には上皮基底膜に沈着し，その後Bowman層にも及ぶ．角膜周辺部の3時9時の部位から混濁を生じ，角膜中央部に混濁が及ぶと，視力低下をきたす．発症原因は，ぶどう膜炎，緑内障，角膜実質炎，シリコンオイル注入眼等の眼疾患に続発して生じるもの，腎機能不全，副甲状腺機能亢進症，多発性骨髄腫，サルコイドーシス，高カルシウム血症，高リン酸血症等，全身疾患に伴うものに分類される．

角膜中央部に沈着が及ぶ場合は治療の適応となり，2％エチレンジアミン四酢酸(EDTA)，または，0.5〜2％希塩酸を用いた混濁除去，あるいはエキシマレーザー治療的表層角膜切除術(PTK)を行う．PTKは周囲組織への障害がほとんどなく，切除面は平滑で光学面で優れ，上皮再生も早い．切除深度が浅いため，術後の遠視化は少ない．

病態生理

帯状角膜変性は，角膜上皮下にハイドロキシアパタイトを主としたリン酸カルシウムの沈着が生じ，角膜混濁をきたす疾患である．初期には上皮基底膜に沈着し，その後Bowman層にも及ぶ．

瞼裂部に好発するが，その機序としては，瞼裂部では涙液から二酸化炭素が蒸散し，アルカローシスとなりやすい，涙液の蒸発に伴い，カルシウム，リンが濃縮され沈殿しやすくなる，太陽光線等，外界からのストレスの関与等が考えられている．

原因不明の帯状角膜変性に対しては，血中カルシウム，尿酸，リン値，腎機能，ACE値の検査等を進める．

病理学的には，HE染色やvon Kossa染色において Bowman層や実質浅層に顆粒状のカルシウム塩沈着を認める(図1)．Bowman層の断裂，破壊，重複を伴うこともある．

臨床所見

角膜周辺部の3時9時の部位から混濁を生じ，徐々に帯状に混濁が進行し，角膜中央部に混濁が及ぶと，視力低下をきたす(図2)．

角膜輪部付近には透明な部分(lucid interval)がみられ，帯状混濁の部分に角膜神経が貫通する混濁を欠く部位(スイスチーズ様)を呈する症例もみられる．

コンフォーカルマイクロスコピーにて，沈着物が厚い入道雲のように高輝度に観察される(図3)．

症状として，視力低下，羞明，上皮びらんによる疼痛や異物感等を生じる．

帯状角膜変性の発症原因は，眼疾患に続発して生じるもの，全身疾患に伴うものに分類される．

---

* Chikako KATAKAMI，〒671-1227　姫路市網干区和久68-1　ツカザキ病院眼科，顧問

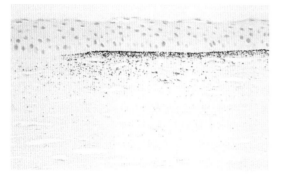

図 1. 帯状角膜変性の病理組織像：上皮下と Bowman 層にカルシウムの沈着がみられる（コッサ染色）

（小幡博人：眼科学 第2版 Ⅱ巻．Ⅷ．基礎的知識 B．病理学 2．病理組織標本の読み方 3）変性 図Ⅷ-B-23　文光堂，p.1580，2011．より）

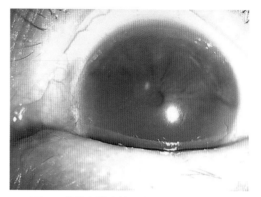

図 2. 帯状角膜変性．細隙灯顕微鏡所見

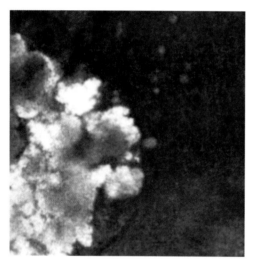

図 3. 帯状角膜変性．共焦点顕微鏡所見 沈着物が厚い入道雲のように高輝度に観察される．

（白石　敦：眼科学 第3版 Ⅱ巻．Ⅲ．診断・検査 B．前眼部検査 7．コンフォーカルマイクロスコピー（共焦点顕微鏡）3）所見とその読み方 ②異常所見 図Ⅲ-B-71 帯状角膜変性症　文光堂，p.893，2020．より）

1. 眼疾患に続発して生じる帯状角膜変性

帯状角膜変性は，ぶどう膜炎（特に若年性関節リウマチに伴うぶどう膜炎），緑内障，角膜実質炎，硝子体手術後のシリコンオイル注入眼[1]等の疾患に伴って生じ，添加剤としてリン酸緩衝液を含む点眼薬が原因となり発症することもある．ドライアイも増悪因子の1つである．また，角膜上皮欠損が遷延した場合に急性に石灰沈着が生じる

ことがある．前房内炎症を伴った上皮型角膜ヘルペス後に石灰沈着を生じた症例も経験する（図4）．

若年性特発性関節炎に伴うぶどう膜炎は特に女児に多く，80％が両眼性で，非肉芽腫性虹彩毛様体炎が慢性経過をたどり，帯状角膜変性，併発白内障，続発緑内障等の眼合併症頻度が高いため，視力予後不良例が多いとの報告[2]があり，小児リウマチ内科との十分な連携が重要である．

また，19歳以下の若年性ぶどう膜炎患者63例の検討でも，女児が多く，眼合併症は46％にみられ，帯状角膜変性は11.1％にみられたと報告されている[3]．

一方，帯状角膜変性に生じた細菌性角膜潰瘍症例についての報告もみられ，Vogt-小柳-原田病の患者の両眼角膜周辺部のカルシウム沈着部位に細菌性角膜潰瘍を生じた症例，ぶどう膜炎症例に診られた亀裂を伴う帯状角膜変性の部位に，多剤耐性コアグラーゼ陰性ブドウ球菌による角膜潰瘍を生じた症例の報告がみられる[4]．

また，帯状角膜変性上に発症し，非典型的な経過を辿った緑膿菌角膜炎の報告[5]もあり，さらに，本年開催されたフォーサム2021・第57回日本眼感染症学会にて，帯状角膜変性に対するエチレンジアミン四酢酸（EDTA）を用いた治療的角膜切除術後にみられた *Corynebacterium propinquum* 角膜炎の症例が報告された[6]．

カルシウム沈着部位においては細菌感染を生じる可能性も念頭に置き，経過観察を行う必要があると考えられる．

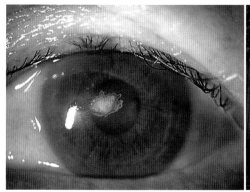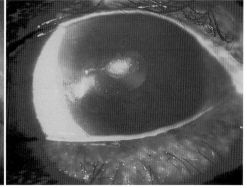

図 4. 左眼上皮型ヘルペスおよびヘルペス性虹彩炎後の帯状角膜変性

2．全身疾患に伴う帯状角膜変性

腎機能不全，副甲状腺機能亢進症，多発性骨髄腫，サルコイドーシス等，高カルシウム血症，高リン酸血症をきたす疾患が原因となりやすい．

副甲状腺機能亢進症では，副甲状腺腫によるホルモンの過剰分泌や慢性腎不全に続発する高カルシウム血症に伴って，腎にリン酸カルシウム，シュウ酸カルシウム結石がみられる．汎発性線維性骨炎，消化性潰瘍，膵炎，胆石を合併する．

全身疾患に伴う帯状角膜変性は両側性に生じるが，程度の差はみられる．

透析患者では，カルシウムとリンの代謝異常により，結膜と角膜に石灰化が生じる．結膜の石灰化は多くの場合無症状であるが，時に充血をきたす．角膜の石灰化は瞼裂部に生じ，角膜中央部に至ると視力障害の原因となる．

透析患者での帯状角膜変性は，たびたび再発し頻回の治療が必要になるため，化学反応で溶解させる治療法が望ましいとの報告がある[7]．

3．鑑別診断のポイント

角膜実質炎等に生じる角膜実質混濁と臨床像は類似しているが，帯状角膜変性の場合は，病変部が角膜中央部であること，血管の侵入がないこと，角膜周辺部には病変がなく，透明な部分（透明帯）が存在すること等が特徴である．

健常者でも加齢性変化として，3時9時の角膜周辺部に限局した沈着がみられることがあり，Vogt's limbal girdle と呼ばれる．

治　療

病変が角膜周辺部にとどまっている間は，治療不要である．角膜中央部に沈着が及ぶ場合は治療の適応となる．

1．化学的表層角膜切除術

EDTA，または，希塩酸を用いて混濁除去を行う．

方法は，点眼麻酔を行い，混濁部位の上皮をゴルフ刀で剝離し，2%EDTA 溶液，または0.5～2% 希 塩 酸 を 含 ま せ た MQA(medical quick absorber)や綿棒を接触させ，こすって溶かしながら除去する．混濁除去が不十分の場合は角膜の透明性が得られるまで繰り返し，その後 BSS(balanced salt solution)で十分に洗浄する．

術後は治療用ソフトコンタクトレンズを装用し，抗菌薬とフルオロメトロンの点眼を行う．

EDTA によるキレーティングのみでも帯状角膜変性の混濁を簡単に除去可能であるとの報告がある[8]．

希塩酸処理の効果についての報告では，1%希塩酸処理を行った帯状角膜変性症27眼では2段階以上の視力改善が48%にみられ，重篤な合併症はなかったと報告されている[9]．

一方，帯状角膜変性に対する希塩酸と EDTAの治療効果の比較についての報告によると，視力の変化，上皮修復，屈折の変化，角膜内皮細胞数の変化においては，両治療群に差はなかったが，希塩酸使用群では角膜炎1眼，軽度の虹彩炎を1眼認め，術後の角膜上皮下混濁，疼痛等，自覚症状の点でも EDTA のほうが優れていた[10]．

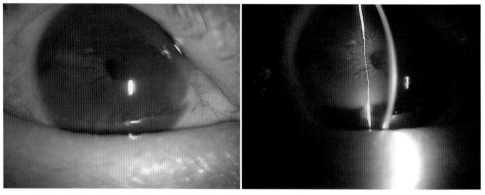

図 5. 症例. 68 歳, 女性. 右帯状角膜変性. RV＝0.4(0.7×－1 D＝C－0.75 DAx100°)

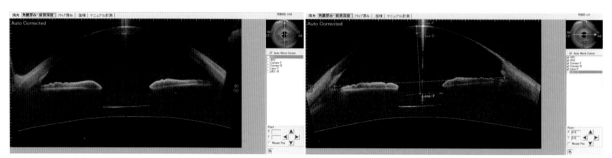

図 6. 症例. 右眼前眼部 OCT 所見(術前)
角膜中央部表層に混濁がみられる.

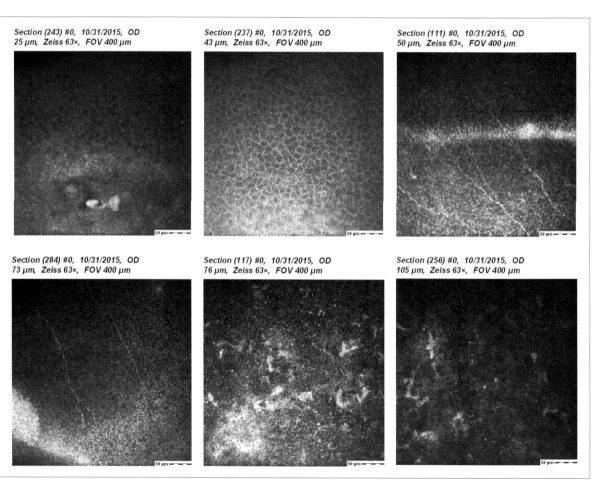

図 7. 症例. 右眼角膜モジュール(術前)
Bowman 層や実質浅層に顆粒状のカルシウム塩沈着を認める.

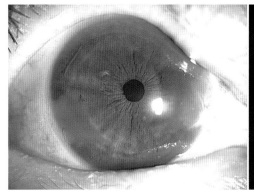
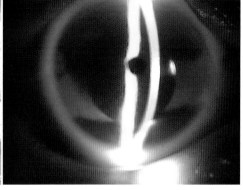

図 8. 症例. 右眼 PTK 後
角膜混濁が除去され，角膜表面の平滑化が得られ，視力は，RV＝0.7
（0.9×－0.25 D＝C－1.25 DAx80°）と改善が得られた.

2. エキシマレーザー治療的表層角膜切除術（phototherapeutic keratectomy：PTK）

エキシマレーザーはフッ化アルゴンから生じる 193 nm の紫外線レーザーで，周囲組織への障害がほとんどなく，μm 単位の正確な切除が可能である. メスを用いた表層切除に比べて切除面が平滑で光学面で優れ，術後の上皮再生も早い.

点眼麻酔ののち，角膜上皮を剥離し，切除径 6〜7 mm，切除深度 30 μm 前後の照射を行う.

術後は，治療用ソフトコンタクトレンズを装用し，抗菌薬とフルオロメトロンの点眼を行う.

エキシマレーザー PTK についての報告は多数みられる.

PTK は有効であるが，屈折値の変化等，視機能にも注意して適応を決定すべきとの報告がある[11].

また，帯状角膜変性とペルーシド角膜変性症の併発例に，エキシマレーザー屈折矯正手術併用角膜コラーゲンクロスリンキングを施行した術式の有効性が報告されている[12].

帯状角膜変性，顆粒状角膜ジストロフィⅡ型に対する PTK は，両疾患とも視力改善がみられ，有意差はなかった. 両疾患とも術後は遠視化を認めたが，帯状角膜変性では，有意に遠視化が少なかったと報告されている[13].

さらに，両眼の帯状角膜変性に対し，エキシマレーザー PTK を受けた90歳女性患者の術後3日目の涙液から HSV-DNA 遺伝子が検出されたことから，エキシマレーザーによる PTK は，潜伏する HSV を再活性化させうることを念頭に置くべきであるとの報告もみられる[14].

筆者らが行った帯状角膜変性を含む角膜変性症に対するエキシマレーザー PTK 術後の経過についての検討では，矯正視力の向上，角膜知覚の向上，BUT，涙液油層グレードは術前より改善し涙液の安定化がみられた. 結膜impression cytologyでは，術後は上皮細胞の角化グレードは術前より良好となり，PTK 術後は健常で平滑な角膜上皮が再生されることにより，眼表面所見の改善および涙液層の安定化が得られた[15].

症例呈示

帯状角膜変性症例の治療経過を呈示する.

症例は68歳，女性. 62歳時に近医にて両眼の白内障手術を施行された. その後，両眼に帯状角膜変性を生じ，紹介によりツカザキ病院眼科を受診. ぶどう膜炎，緑内障，角膜炎等の既往歴はなく，全身疾患も認めなかった.

視力はRV＝0.4（0.7×－1 D＝C－0.75 DAx100°），LV＝0.7（0.9p×C－0.5 DAx80°），眼圧はRT＝12 mmHg，LT＝11 mmHg であった.

図5に右眼の角膜所見を示す. 前眼部 OCT にて角膜表層の混濁および不整がみられる（図6）. 角膜モジュールでは，Bowman 層や実質浅層に顆粒状のカルシウム塩沈着を認めた（図7）.

右眼に対し，エキシマレーザーを用いた PTK を施行した. 上皮切除後，40 μm の ablation を施行. 術後は，角膜混濁が除去され（図8），角膜表

面の平滑化が得られ, 視力は, RV＝0.7(0.9×
－0.25 D＝C－1.25 DAx80°)を得た.

文　献

1) 安藤文隆, 三宅養三：難治性網膜剥離に対するシ
リコンオイル硝子体腔内注入の試み. 臨眼, **37**
(1)：56-60, 1983.

2) 大野重昭：もう悩まない　ぶどう膜炎の診断と治
療─達人の診療プロセスを教えます前部ぶどう
膜炎　若年性特発性関節炎に伴うぶどう膜炎. 臨
眼, **75**(1)：85-90, 2021.
Summary　若年性特発性関節炎に伴ったぶどう
膜炎は帯状角膜変性, 白内障等の合併症頻度が高
く, リウマチ内科専門医との十分な連携が重要で
あるとの優れた解説である.

3) 浅見茉利奈, 石原麻美, 澁谷悦子ほか：横浜市立
大学附属病院における若年性ぶどう膜炎の疫学
的検討. 臨眼, **72**(8), 1105-1110, 2018.

4) 片平晴己, 服部貴明, 熊倉重人ほか：帯状角膜変
性に生じた細菌性角膜潰瘍の2例. 眼科, **59**(6)：
649-654, 2017.

5) 高梨菜穂, 春木智子, 清水由美子ほか：帯状角膜
変性上に発症し, 非典型的な経過を辿った緑膿菌
角膜炎の1例. 眼科臨床紀要, **13**(7)：502, 2020.

6) 杉野日彦, 江口　洋, 堀田芙美香ほか：帯状角膜
変性症治療後の *Corynebacterium propinquum* 角
膜炎. フォーサム2021, 第57回日本眼感染症学
会抄録, p.68, 2021.

7) 神野早苗, 池田誠宏, 檀上陽子ほか：透析患者の
眼　結膜と石灰沈着. 臨床透析, **21**(6)：657-661,
2005.
Summary　透析患者の角膜石灰化は再発し, 頻

回の治療が必要となる可能性があるので, 化学反
応で溶解させる治療法が望ましいとの結論は有
用な知見である.

8) 横倉俊二：外来における眼表面の手術　帯状角膜
変性, 角膜潰瘍掻爬, 角膜異物. 眼科手術, **25**
(4)：510-513, 2012.

9) 辻野知栄子, 中村孝夫, 長谷川美恵子ほか：帯状
角膜変性に対する塩酸処理の効果. 眼科手術, **21**
(4)：525-528, 2008.

10) 清水聡子, 山田二三代, 松谷美津穂ほか：帯状角
膜変性に対する希塩酸とエチレンジアミン四酢
酸ナトリウムの治療効果の比較. 日本眼科紀要,
47(11), 1319-1322, 1996.

11) 田　聖花：眼表面手術の適応. MB OCULI, **82**：
74-79, 2020.

12) 木村典敬, 小橋英長, 五十嵐章史ほか：帯状角膜
変性症とペルーシド角膜変性症の併発例にエキ
シマレーザー屈折矯正手術併用角膜コラーゲン
クロスリンキングを施行した1症例. IOL & RS,
29(4)：528-532, 2015.

13) 脇舛耕一：帯状角膜変性に対する Phototherapeu-
tic Keratectomy の術後成績. IOL & RS, **21**(4)：
604-605, 2007.

14) Deai T, Fukuda M, Tomoda Y, et al：Excimer
Laser Photokeratectomy Reactivates Latent
Herpes Simplex Virus. Jpn J Ophthamol, **48**(6)：
570-572, 2004.
Summary　エキシマレーザーによるPTKは, 潜
伏するヘルペスウイルスを活性化させることが
あるとの貴重な報告である.

15) 片上千加子, 村戸ドール, 宮下正人ほか：エキシ
マレーザーによる治療的角膜切除術後の眼表面
所見. 日本眼科紀要, **51**(1)：26-31, 2000.

MB OCULI. No. 106：69－75, 2022

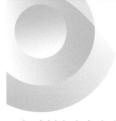

角膜クロスリンキング

OCULISTA

丸岡佐知子[*1]　加藤直子[*2]

Key Words： 円錐角膜(keratoconus)，コラーゲン(collagen)，架橋(parallel-running)，進行抑制(halting progression)，角膜移植(keratoplasty)

Abstract：円錐角膜は，角膜中央部から傍中心部が菲薄化し前方突出することで強度の近視性乱視と不正乱視が出現する進行性の角膜疾患である．角膜クロスリンキングは，角膜実質のコラーゲン線維間の架橋構造を増やし，角膜を硬化させることで，円錐角膜の進行を抑制する外科的治療方法である．手術方法には標準法のほか，さまざまな変法がある．ここでは筆者らが実際に行っている紫外線強度 18.0 mW/cm^2 5 分間の高速照射法の具体的な適応，手術方法，術後管理について示す．現在，角膜クロスリンキングの安全性と円錐角膜の進行抑制効果は確立されており，進行性の円錐角膜に対して角膜クロスリンキングを早期に行うことで，重症化を防ぐことが求められる．

はじめに

円錐角膜は，角膜が進行性に突出することで近視の増加や角膜の菲薄化，不正乱視，混濁が進行する疾患である．2000 年頃までは，円錐角膜に対する治療方法はハードコンタクトレンズ(HCL)による視力矯正と角膜移植に限られている状態だった．2003 年に Wollensak らによって角膜クロスリンキング(corneal crosslinking：CXL)が報告され，初めて円錐角膜の進行抑制が可能になった[1)2)]．

円錐角膜の概要

円錐角膜の多くは思春期〜青年期にかけて発症し進行する．中年期以降になると進行速度が緩やかになり停止するといわれているが，30 歳以上で進行する例も報告されている．円錐角膜の発生頻度は 450〜2,000 人に 1 人とされてきた．近年，検査機器の発展により，診断精度が上がり，軽症例や疑い例も含めると日本人の有病率は約 100 人に 1 人程度と報告されている[3)]．円錐角膜は，軽症では自覚症状がほとんどないが，中等度以上になると強い乱視により眼鏡矯正視力が不良になり，HCL による矯正が必要になる．重症になると急性水腫(デスメ膜破裂)を起こし，一過性の角膜浮腫と視力低下をきたすことがある．急性水腫の多くは数か月で自然治癒するが，角膜に瘢痕を生ずる．急性水腫後の瘢痕による視力低下例や，HCL の装用が困難な症例では角膜移植が必要になる．

円錐角膜の診断

円錐角膜の診断には，正確な視力検査と角膜形状解析検査が有用である．近年の角膜形状解析検査装置は円錐角膜をスクリーニングするためのプログラムを搭載しており，診断は容易である．このとき注意が必要なことは，HCL を装用していると角膜が HCL の影響で変形し，正確な角膜形状

[*1] Sachiko MARUOKA，〒671-1227　姫路市網干区和久 68-1　ツカザキ病院眼科
[*2] Naoko KATO，〒107-0061　東京都港区北青山 3-3-11 ルネ青山ビル 4F　南青山アイクリニック東京

表 1. CXL の適応

①年齢 14 歳以上
②現在進行している円錐角膜
A 自覚屈折検査での等価球面度数が 1.0D 以上増加
B 自覚屈折検査での乱視度数が 1.0D 以上増加
C 角膜の最大屈折力(Steepest K)が 1.0D 以上増加
D ハードコンタクトレンズの後面光学部曲率半径(ベースカーブ)が 0.1 mm 以上減少
直近 2 年以内にこれらの 4 項目のうち 1 項目以上満たすものを進行と定義
③紫外線照射時に角膜最薄部厚が 400 μm 以上あること
適応外
急性角膜水腫の既往がある
妊娠中授乳中である
アレルギーを含む活動性の前眼部炎症がある

を測定できないことである．角膜形状を正確に把握する場合や進行具合を判定する場合には，患者に HCL なら 1～2 週間，ソフトコンタクトレンズ(SCL)なら 1～3 日間，装用を中止して来院してもらう必要がある．

角膜クロスリンキング(CXL)

1．CXL の原理

CXL は円錐角膜の進行抑制を目的とした治療方法である．生体のコラーゲンは隣り合う線維同士の間に架橋構造を有する．この架橋構造は加齢により増加する．角膜実質のコラーゲン線維間にも同様の架橋構造があり，加齢に伴って実質が硬化することがわかっている[4)~6)]．CXL は，角膜実質のコラーゲン線維間の架橋構造を人工的に増やすことで剛性を高め，円錐角膜の進行を抑制する治療方法である．

2．CXL の適応(表 1)

角膜クロスリンキングの適応となるのは角膜形状解析検査で明らかな円錐角膜または円錐角膜類縁疾患(ペルーシド角膜変性症，角膜拡張症等)と診断される症例で，以下の条件を満たすものである．

1）円錐角膜が現在進行していると考えられる

円錐角膜が進行しているか判断するには，A：直近の 2 年以内に自覚屈折検査における等価球面度数が 1.0 D 以上増加，B：乱視度数が 1.0 D 以上増加，C：角膜の最大屈折力が 1.0 D 以上増加，D：HCL の後面光学部曲率半径(ベースカーブ)が 0.1 mm 以上減少の 4 項目のうち，1 項目以上当

てはまるものを進行していると判断する．他に角膜最薄部厚の菲薄化や，眼鏡矯正視力の低下等も参考になる．

2）角膜厚が 400 μm 以上ある

長波長紫外線は角膜表面に近い部分で多く吸収され，実質深層ほどこれは弱くなる．角膜内皮細胞の紫外線による細胞障害閾値は，0.3 mW/cm² とされている．3.0 mW/cm² の強さで UVA を照射した場合に角膜実質表面から約 330～350 μm の深さに相当する．したがって UVA による角膜内皮機能不全を防ぐためには紫外線照射時に角膜実質厚が 400 μm 以上(少なくとも 350 mm 以上)あることが必要である．

3．CXL 適応外

急性水腫の既往がある症例は適応外である．妊娠中・授乳中の女性については，性ホルモンの影響で角膜形状が変化する可能性があるため，適応外である．14 歳未満は適応外である．

春季カタルやヘルペス等，活動性の前眼部炎症がある場合は，その治療を優先する．

4．患者への説明

筆者らは，CXL を行う前に以下の説明を行い，同意を取得している．

①CXL は円錐角膜の進行抑制を目的とするもので，視機能の改善を目的とするものではない．

②CXL を行っても，円錐角膜が進行することがある．

③術後 2，3 日は疼痛，流涙，充血が生じる．

④術後は数日間治療用コンタクトレンズを使用する．

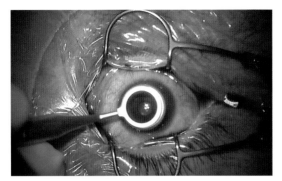

図 1.
角膜の中央に LASEK Trepine & Alcohol
Retaining Well を置く. 輪部が外からみえる
ようにする.

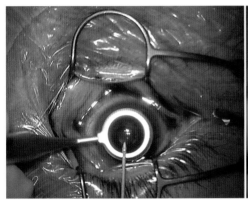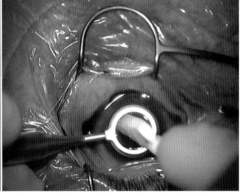

a | b

図 2.
a：生理食塩水で調整した 20%エタノールを well に満たす.
b：15 秒後, well のエタノールを MQA で吸い取る.

⑤視力矯正のための HCL は術後 1 か月から装用
できる.

⑥術後一過性に矯正視力が落ちることがあるが,
3 か月ほどで回復することが多い.

⑦角膜実質混濁, 感染等の合併症のリスクがある.

感染のリスク管理のため, 特にアトピー性皮膚
炎の合併例や医療従事者では多剤耐性菌の保有率
が高いため, 筆者らは術前に鼻腔の細菌培養を行
い, 保有細菌を把握している.

5. CXL の術式

CXL の方法として, 最も歴史ある標準法(Dres-
den 法)から複数の変法が開発されている. ここ
では筆者らが採用している紫外線強度 18.0 mW/
cm^2 5 分間高速照射法の具体的な手順について説
明する.

1）角膜上皮の掻爬

イソジン® による皮膚消毒とポビドンヨード洗
眼を行った後, ドレーピングを行い, 開瞼器をか
ける. 2%キシロカイン® 点眼麻酔を行う. LASEK
Trepine & Alcohol Retaining Well(K2-7830)を
角膜中央に置く. その際にエタノールによる輪部
損傷を防ぐため輪部が視認できることを確認する
(図 1). 生理食塩水で 20%に希釈したエタノール
を well に満たし, 15 秒間浸透させた後, そのエ
タノールを MQA で吸い取り, 角膜表面を生理食
塩水で洗浄する(図 2, 3). 上皮の接着が弱くなっ
た部分を, 輪部を傷つけないように注意しながら
MQA を使って掻爬する. この際, MQA の先を
切っておくと上皮に触れる面積が多くなり掻爬し
やすい. 弧を描くように MQA を動かすと良い
(図 4). 上皮の接着の強さは個人差が大きく,

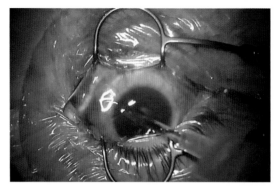

図 3.
角膜表面を生理食塩水で洗浄する.

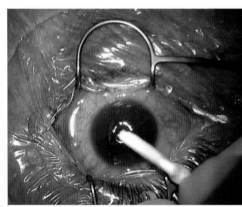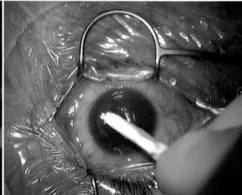

図 4. a | b

a：MQAで角膜上皮を掻爬する．エタノールによって角膜上皮の接着が
　弱くなり容易に掻爬できる．
b：なでつけるようにMQAで弧を描くようにすると一塊に掻爬できる．

MQAで掻爬が難しい場合はSloane LASEK Epi Peeler（K3-1845）を使って輪部を避けながら掻爬すると良い（図5）.

2）リボフラビン点眼

0.1％リボフラビン溶液（VibeX Rapid®：Simovision, Brussels, Belgium）を2分ごとに20分間点眼する（図6）. 2滴ほど点眼すれば十分である. 点眼終了後, パキメーターで角膜厚を測定する. 円錐角膜の形状を参考にしながら最も薄い部分の厚みを確認する（図7）. ここまでの行程でリボフラビン点眼に含まれるメチルセルロースの作用で, 角膜は膨張している. 角膜厚400μm以下の場合は, 蒸留水を点眼して角膜を膨張させ400μm以上にする.

3）KXLSystem®（Simovision, Brussels, Belgium）による紫外線照射

再度開瞼器をかけポビドンヨードで洗眼する.

エイミングビームを参照し大まかに角膜に合わせ, リモコンで角膜中心にフォーカスを合わせる. 375nmの長波長紫外線を18.0mW/cm²強度で5分間照射する（図8）. 筆者らは, 照射中は1分ごとに残りのリボフラビン溶液を点眼している. 照射時に疼痛を訴える場合は, 点眼麻酔を追加する.

4）最後に治療用ソフトコンタクトレンズをのせ終了する.

6．CXL術後処置

翌日は, ほとんどの患者が流涙と疼痛を訴えるので, あらかじめ鎮痛剤を処方する. 角膜上皮は3, 4日で再生することが多く, 角膜びらんが治癒すれば治療用SCLは装用中止する. 術後点眼は, ベタメタゾンリン酸エステルナトリウム点眼と, 感染予防のための広域抗菌薬の点眼をそれぞれ1日4回で処方する. アトピー皮膚炎合併症例や医

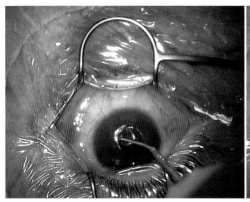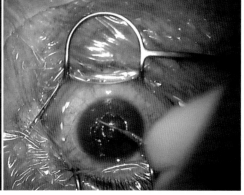

図 5.
Sloane LASEK Epi Peeler（K3-1845）を使って輪部を避けながら，
角膜中心 8 mm 径の上皮を搔爬する.

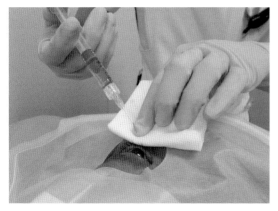

図 6.
リボフラビン点眼を 2 分ごとに 20 分間行う.

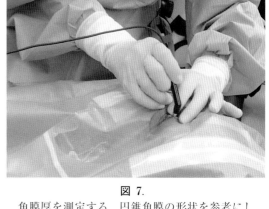

図 7.
角膜厚を測定する．円錐角膜の形状を参考にし
ながら最も薄い部分の厚みを確認する.

療従事者等，MRSA の保有率が高い患者には，筆
者らは感受性の高いコリスチンメタンスルホン酸
ナトリウム配合点眼を追加処方している．上皮再
生が完了したら，SCL 装用は終了し，同時に抗生
剤点眼も終了する．ベタメタゾンリン酸エステル
ナトリウム点眼は 1 週間後にフルオロメトロン点
眼に変更し，1 か月程度で終了する．若い症例が
多いため，ステロイド点眼による眼圧上昇に注意
する.

7．CXL 後の合併症
1）術後早期
　角膜上皮治癒の遅延，感染性角膜炎，無菌性炎
症等に注意する必要がある．無菌性炎症は CXL
後 1〜2 週間以内に現れる上皮下細胞浸潤であり，
ステロイドの局所・全身投与が必要である[7)8)].

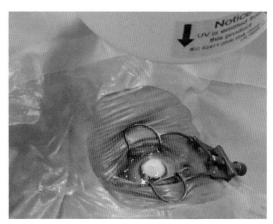

図 8.
紫外線を 5 分間，照射する.

2）術後 1〜3 か月

Haze（実質のびまん性混濁）や demarcation line（表層〜中層の架橋された実質と深層の架橋されていない実質の境界線）が生じるが，その発生メカニズムは明らかにされていない．ただ，視機能に影響しないことが多く，時間の経過とともに自然に軽快する．

3）術後 6 か月

角膜実質深層混濁や持続性平坦化が近年報告されるようになったが，発生メカニズムも予後も未だ不明である．しかし，術後の視機能を損なう重篤な合併症は稀である．

8．CXL の成績
1）標準法の成績

標準法は最も歴史のある方法で，多くの前向き臨床研究が行われている．ほとんどの臨床研究において最初の 1 年間で 90％以上の症例で進行停止効果と矯正視力の改善が報告されている[9]．

2）高速照射法の成績

紫外線の総エネルギー量を一定にすれば，同じ架橋効果が得られるという考え方に基づいて紫外線強度を上げ，代わりに照射時間を短縮する方法である．Vounotrypidis らの報告では，標準法と $9.0 \ \mathrm{mW/cm^2}$ 10 分間の高速照射法のいずれの方法でも術後 3 年の時点では，同等の進行停止の効果があったとしている．その他，標準法と高速照射法の比較メタアナリスでも同等の結果が得られた[10]〜[12]．筆者らは紫外線強度 $18.0 \ \mathrm{mW/cm^2}$ 5 分間の高速照射法と標準法の成績を比較し，標準法では 1 年以降も角膜が持続的に平坦化する（持続性平坦化）のに対し，高速照射法では平坦化が少なく角膜形状が安定し，角膜混濁も標準法に比べて少なかったことを報告した[13][14]．

3）経上皮照射法（エピオン）の成績

上皮を搔把しない経上皮照射法は，標準法や高速照射法に比べて，術後の痛みが少なく，角膜感染症の頻度も低いという利点がある．しかし標準法と経上皮照射法を 2 年間比較した報告では，経上皮照射法は標準法に比べて明らかに進行停止効果が劣るという結果が得られている[15]．Akbar らは経上皮照射法は角膜が薄い等の制約のある症例に限って用いるべきだと結論づけている[16]．

以上の成績を鑑み，筆者らは紫外線強度 18.0 $\mathrm{mW/cm^2}$ 5 分間の高速照射法を採用している．

まとめ

今までの報告から，CXL は円錐角膜の進行抑制に有効で安全な方法であることは確かである．特に若年の円錐角膜患者にはなるべく早い段階でCXL を行い，重度の円錐角膜に進行するのを回避することが重要であると考える．

本稿が CXL を行う際の参考となれば幸いである．

文　献

1) Wollensak G, Sporl E, Seiler T：Riboflavin/ultraviolet-a-induced collagen crosslinking for the treatment of keratoconus. Am J Ophthalmol, **135**：620-627, 2003.

2) Wollensak G, Sporl E, Reber F, et al：Corneal endothelial cytotoxicity of riboflavin/UVA treatment *in vitro*. Ophthalmic Res, **35**：324-328, 2003.

3) 難波広幸ほか：日本人での円錐角膜，潜在性円錐角膜の有病率とその特徴：山形県コホート研究．第 71 回日本臨床眼科学会，東京，2017.

4) Daxer A, Misof K, Grabner B, et al：Collagen fibrils in the human corneal stroma：structure and aging. Invest Ophthalmol Vis Sci, **39**：644-648, 1998.

5) Blackburn BJ, Jenkins MW, Rollins AM, et al：A review of structural and biomechanical changes in the cornea in aging, disease, and photochemical crosslinking. Front Bioeng Biotechnol, **29**：66, 2019.

6) McKay TB, Priyadarsini S, Karamichos D：Mechanisms of collagen crosslinking in diabetes and keratoconus. Cells, **8**：1239, 2019.

7) Lam FC, Georgoudis P, Nanavaty MA, et al：Sterile keratitis after combined riboflavin-UVA corneal collagen cross-linking for keratoconus. Eye（Lond）, **28**：1297-1303, 2014.

8) Mereaux D, Knoeri J, Jouve L, et al：Sterile keratitis following standard corneal collagen crosslinking：a case series and literature review. J Fr Ophthalmol, **42**：603-611, 2019.

9) Li J, Ji P, Lin X：Efficacy of corneal collagen cross-linking for treatment of keratoconus：a meta-analysis of randomized controlled trials. PLoS One, **10**：e0127079, 2015.

10) Vounotrypidis E, Athanasiou A, Kortum K, et al：Long-term database analysis of conventional and accelerated crosslinked keratoconic mid-European eyes. Graefes Arch Clin Exp Ophthalmol, **256**：1165-1172, 2018.

11) Kobashi H, Tsubota K：Accelerated versus standard corneal cross-linking for progressive keratoconus：a meta-analysis of randomized controlled trials. Cornea, **39**：172-180, 2020.
   Summary 術式の比較がわかりやすく解説されている.

12) Wen D, Li Q, Song B, et al：Comparison of standard versus accelerated corneal collagen cross-linking for keratoconus：a meta-analysis. Invest Ophthalmol Vis Sci, **59**：3920-3931, 2018.

13) Kato N, Konomi K, Shinzawa M, et al：Corneal crosslinking for keratoconus in Japanese populations：one year outcomes and a comparison between conventional and accelerated procedures. Jpn J Ophthalmol, **62**：560-567, 2018.

14) Kato N, Negishi K, Sakai C, et al：Five-year outcomes of corneal cross-linking for keratoconus：comparison between conventional and accelerated procedures. Cornea, **39**：e1, 2020.
   Summary 高速照射法の利点がわかりやすく解説されている.

15) Ziaei M, Vellara H, Gokul A, et al：Prospective 2-years study of accelerated pulsed transepithelial corneal crosslinking outcomes for keratoconus. Eye(Lond), **33**：1897-1903, 2019.

16) Akbar B, Intisar-U1-Haq R, Ishaq M, et al：comparison of transepithelial corneal crosslinking with epithelium-off crosslinking(epithelium-off CXL)in adult Pakistani population with progressive keratoconus. Taiwan J Ophthalmol, **7**：185-190, 2017.

FAX による注文・住所変更届け

改定：2015 年 1 月

毎度ご購読いただきましてありがとうございます．

読者の皆様方に小社の本をより確実にお届けさせていただくために，FAX でのご注文・住所変更届けを受けつけております．この機会に是非ご利用ください．

◇ご利用方法

FAX 専用注文書・住所変更届けは，そのまま切り離して FAX 用紙としてご利用ください．また，注文の場合手続き終了後，ご購入商品と郵便振替用紙を同封してお送りいたします．**代金が 5,000 円をこえる場合，代金引換便とさせて頂きます**．その他，申し込み・変更届けの方法は電話，郵便はがきも同様です．

◇代金引換について

本の代金が 5,000 円をこえる場合，代金引換とさせて頂きます．配達員が商品をお届けした際に，現金またはクレジットカード・デビットカードにて代金を配達員にお支払い下さい(本の代金＋消費税＋送料)．(※年間定期購読と同時に 5,000 円をこえるご注文を頂いた場合は代金引換とはなりません．郵便振替用紙を同封して発送いたします．代金後払いという形になります．送料は定期購読を含むご注文の場合は頂きません)

◇年間定期購読のお申し込みについて

年間定期購読は，1 年分を前金で頂いておりますため，代金引換とはなりません．郵便振替用紙を本と同封または別送いたします．送料無料，また何月号からでもお申込み頂けます．

毎年末，次年度定期購読のご案内をお送りいたしますので，定期購読更新のお手間が非常に少なく済みます．

◇住所変更届けについて

年間購読をお申し込みされております方は，その期間中お届け先が変更します際，必ずご連絡下さいますようよろしくお願い致します．

◇取消，変更について

取消，変更につきましては，お早めに FAX，お電話でお知らせ下さい．

返品は，原則として受けつけておりませんが，返品の場合の郵送料はお客様負担とさせていただきます．その際は必ず小社へご連絡ください．

◇ご送本について

ご送本につきましては，ご注文がありましてから約 1 週間前後とみていただきたいと思います．お急ぎの方は，ご注文の際にその旨をご記入ください．至急送らせていただきます．2～3 日でお手元に届くように手配いたします．

◇個人情報の利用目的

お客様から収集させていただいた個人情報，ご注文情報は本サービスを提供する目的(本の発送，ご注文内容の確認，問い合わせに対しての回答等)以外には利用することはございません．

その他，ご不明な点は小社までご連絡ください．

株式会社 全日本病院出版会　〒113-0033 東京都文京区本郷 3-16-4-7 F
電話 03(5689)5989　FAX03(5689)8030　郵便振替口座 00160-9-58753

FAX 専用注文書

年　月　日

○印	MB　OCULISTA 5周年記念書籍	定価(税込)	冊数
	すぐに役立つ眼科日常診療のポイント—私はこうしている—	10,450 円	

(本書籍は定期購読には含まれておりません)

○印	MB　OCULISTA	定価(税込)	冊数
	2022 年＿＿月〜12 月定期購読(No.＿＿〜117：計＿＿冊)(送料弊社負担)		
	2021 年バックナンバーセット(No. 94〜105：計 12 冊)(送料弊社負担)	41,800 円	
	No. 105　強度近視・病的近視をどう診るか	3,300 円	
	No. 104　硝子体混濁を見逃さない！	3,300 円	
	No. 103　眼科医のための学校保健ガイド—最近の動向—	3,300 円	
	No. 102　水晶体脱臼・偏位と虹彩欠損トラブル	3,300 円	
	No. 101　超高齢者への眼科診療—傾向と対策—	3,300 円	
	No. 100　オキュラーサーフェス診療の基本と実践	3,300 円	
	No. 99　斜視のロジック　系統的診察法	3,300 円	
	No. 98　こども眼科外来　はじめの一歩—乳幼児から小児まで—	3,300 円	
	No. 96　眼科診療ガイドラインの活用法　**増大号**	5,500 円	
	No. 84　眼科鑑別診断の勘どころ　**増大号**	5,500 円	
	No. 72　Brush up 眼感染症—診断と治療の温故知新—　**増大号**	5,500 円	
	No. 60　進化する OCT 活用術—基礎から最新まで—　**増大号**	5,500 円	
	その他号数（号数と冊数をご記入ください） No.		

○印	書籍・雑誌名	定価(税込)	冊数
	目もとの上手なエイジング　**新刊**	2,750 円	
	美容外科手術—合併症と対策—	22,000 円	
	ここからスタート！眼形成手術の基本手技	8,250 円	
	超アトラス 眼瞼手術—眼科・形成外科の考えるポイント—	10,780 円	
	PEPARS No. 171 眼瞼の手術アトラス—手術の流れが見える—　**増大号**	5,720 円	
	PEPARS No. 147 美容医療の安全管理とトラブルシューティング　**増大号**	5,720 円	

お名前	フリガナ 　　　　　　　　　　　　　　　　　　　　　㊞	診療科
ご送付先	〒　　　－ □自宅　　□お勤め先	

電話番号　　　　　　　　　　　　　　　　　　　　□自宅　　□お勤め先

雑誌・書籍の申し込み合計
5,000 円以上のご注文
は代金引換発送になります

—お問い合わせ先—
㈱全日本病院出版会営業部
電話　03(5689)5989

FAX　03(5689)8030

全日本病院出版会行

FAX 03-5689-8030

年　　月　　日

住 所 変 更 届 け

お 名 前	フリガナ	
お客様番号		毎回お送りしています封筒のお名前の右上に印字されております8ケタの番号をご記入下さい。
新お届け先	〒　　　　　　　都　道 　　　　　　　　府　県	
新電話番号	（　　　　　　）	
変更日付	年　　月　　日より	月号より
旧お届け先	〒	

※ 年間購読を注文されております雑誌・書籍名に✓を付けて下さい。
- ☐ Monthly Book Orthopaedics （月刊誌）
- ☐ Monthly Book Derma. （月刊誌）
- ☐ 整形外科最小侵襲手術ジャーナル （季刊誌）
- ☐ Monthly Book Medical Rehabilitation （月刊誌）
- ☐ Monthly Book ENTONI （月刊誌）
- ☐ PEPARS （月刊誌）
- ☐ Monthly Book OCULISTA （月刊誌）

FAX 03-5689-8030

全日本病院出版会行

Monthly Book OCULISTA バックナンバー一覧

通常号 3,300 円(本体 3,000 円+税)　　増大号 5,500 円(本体 5,000 円+税)

各目次等の詳しい内容はホームページ(www.zenniti.com)をご覧ください.

編集主幹：村上　　晶　順天堂大学教授
　　　　　高橋　　浩　日本医科大学教授
　　　　　堀　　裕一　東邦大学教授

No. 106　編集企画：
小林　　顕　金沢大学病院臨床准教授

Monthly Book OCULISTA　No. 106

2022 年 1 月 15 日発行（毎月 15 日発行）
定価は表紙に表示してあります.
Printed in Japan

発行者　　末　定　広　光
発行所　　株式会社　全日本病院出版会
〒 113-0033　東京都文京区本郷 3 丁目 16 番 4 号 7 階
電話　(03)5689-5989　Fax　(03)5689-8030
郵便振替口座 00160-9-58753
印刷・製本　三報社印刷株式会社　　電話　(03)3637-0005
広告取扱店　㈱メディカルブレーン　電話　(03)3814-5980

© ZEN・NIHONBYOIN・SHUPPANKAI, 2022